头颈外科常见疾病的诊疗

张 磊 等主编

江西科学技术出版社

图书在版编目（CIP）数据

头颈外科常见疾病的诊疗 / 张磊等主编 . -- 南昌：
江西科学技术出版社, 2019.5 （2021.1重印）
ISBN 978-7-5390-6796-4

Ⅰ.①头… Ⅱ.①张… Ⅲ.①头部 - 外科 - 常见病 -
诊疗②颈 - 外科 - 常见病 - 诊疗 Ⅳ.①R65

中国版本图书馆 CIP 数据核字 (2019) 第 079069 号

国际互联网（Intemet）地址：
http://www.jxkjcbs.com
选题序号：ZK2019016
图书代码：B19047-102

头颈外科常见疾病的诊疗   张磊   等主编

出版
发行   江西科学技术出版社

社址   南昌市蓼洲街2号附1号
            邮编：330002   电话：(0791) 86623491   86639342（传真）
印刷   三河市元兴印务有限公司
经销   各地新华书店
开本   787mm×1092mm   1/16
字数   220千字
印张   11.75
印数   2000册
版次   2019年5月第1版   第1次印刷
            2021年1月第1版   第2次印刷
书号   ISBN 978-7-5390-6796-4
定价   48.00元

前　　言

　　头颈外科是耳鼻咽喉科学的一门延伸学科，是为适应头颈部与耳鼻咽喉科相关恶性肿瘤的临床诊治与科研的需要而逐步发展起来的。目前日益强调综合治疗的概念，以使得患者的生存率和生存质量大为改善。为此，我们组织头颈外科专家编写了《头颈外科常见疾病的诊疗》一书。

　　本书主要包括以下内容：颈部先天性疾病、颈部肿瘤、化学感受器肿瘤、头颈部恶性肿瘤、颅底和后颅窝肿瘤、喉癌、小儿面神经疾病、小儿喉气管狭窄，喉麻痹、环杓关节固定及误吸、等离子射频手术在咽部疾病治疗中的应用。本书内容丰富，简明实用，所述诊断、治疗方法具体，且便于掌握，具有较强的针对性、可操作性及指导性。

　　本书是对耳鼻咽喉——头颈外科临床、教学、科研工作者有益的参考书，可供各级医生、医学院校学生使用。

目 录

第一章 颈部先天性疾病

第一节 第二、三鳃源性囊肿及瘘管

首先由 Huczovsky（1785）报道颈侧囊肿，此后名称较多，如鳃裂囊肿、淋巴上皮囊肿等。从1932年直至 Ascherson 命名的鳃源性囊肿为大家接受并沿用至今。鳃源性囊肿若与外界或自然腔道相通则称为鳃源性瘘管。一端相通，即只有外孔或只有内孔者为不完全型，两端相通者属完全型。若两端均无开口，仅为残留于组织内的上皮间隙，则因分泌物潴留而发展成囊肿。有时三者之间可以相互转变。鳃源性囊肿根据其胚胎发育来源不同又分为第一鳃源性囊肿、第二鳃源性囊肿、第三鳃源性囊肿及第四鳃源性囊肿。

一、病因与发病机制

该病的胚胎组织发生学尚未定论。目前主要认为系鳃源性器官残留所致。如第二、三鳃沟闭合不全、鳃沟与咽囊之间的鳃膜破裂、颈窦存留或未闭、胸腺咽管残留等。临床上，以第二鳃源性囊肿或瘘管最多见。

二、临床表现

一侧颈部出现逐渐增大的肿块，或肿块时大时小，局部肿痛或胀痛。有瘘管者，颈侧出现瘘口，溢出（或挤出）浆液、黏液或黏液脓性分泌物。合并感染时局部红、肿、热、痛，反复感染者局部糜烂、结痂、肉芽及瘢痕增生等。瘘口向咽腔引流者可出现口内异味。患者可有颈部压迫感或咽部牵拉感，偶可发生低热、声音嘶哑等症状。上述症状多在上感时出现或加重，应用抗生素暂时有效，但反复发作。

咽部检查可见患侧咽部隆起或饱满，有时能发现咽部瘘口。颈部扪及囊性肿物或条索状物，窦道内有分泌物溢出。完全型瘘管饮水或喝饮料时，可从瘘管外口流出。

第二鳃源性囊肿多位于颈中部颈深筋膜之下，囊肿的大小不一（直径2~10cm），所处位置深浅也不同。囊内所含液体为暗红、橘黄或灰绿色，水样、黏液性或黏液脓性，有胆固醇结晶。一般囊肿的位置比瘘管外口高一些。外瘘口多位于颈侧胸锁乳突肌前缘的中、下1/3交界处，瘘管可穿通颈阔肌，沿颈动脉鞘上行，经颈内、外动脉之间穿过，其内瘘口开口于扁桃体下窝、上窝或扁桃体内。第三鳃源性囊肿和瘘管较少见，外瘘口位于胸锁乳突肌前缘的下部，与第二鳃源性瘘管类似，瘘管穿过颈阔肌的深面，在颈总动脉的后方与迷走神经之间穿过，止于梨状窝或下咽侧壁的内瘘口。

三、诊断和鉴别诊断

依据病史、局部检查常可作出初步诊断，对于难以解释的颈部肿块、复发性颈部感染亦应考虑到本病。辅助检查包括B超、碘油造影及CT扫描，可显示病变的位置与范围。如有含液气的肿块，更提示为本病。瘘管造影可显示其走行，有助于手术彻底切除病变。

颈部鳃源性囊肿的鉴别诊断包括：颈淋巴结核、血管瘤或淋巴管瘤、表皮样囊肿、恶性肿瘤囊性变、颈动脉体瘤、神经纤维瘤、脂肪瘤和甲状舌管囊肿等。通过颈部B超、CT、MRI检查及细针穿刺病理学检查可进行鉴别。

四、治疗

主要为手术治疗，通过手术切除囊肿、瘘管及受累的皮肤，达到治愈该病的目的。切口应尽量考虑方便与美观。术前可于瘘管口注射亚甲蓝示踪瘘管，有助于术中辨认病变组织。如瘘口位于扁桃体窝，可在切除囊肿、瘘管、内与外瘘口的同时将腭扁桃体切除，妥善处理咽部切口以免形成咽瘘。

第二节　甲状舌管囊肿及瘘管

甲状舌管囊肿和瘘管为颈部较常见的先天性疾病之一。多在儿童及青少年期发病，亦有因症状不明显至中年后才发现的。其发病在性别上无大差异。

一、病因和发病

本病的发生主要为胚胎第8周时甲状舌管退化不全所致。在胚胎发育初期，甲状腺始基在下移过程中形成一条与始基相连的细管，称为甲状舌管。此管在胚胎第6周时开始闭锁退化，至第8周时完全消失。若闭锁退化不全则可在其走行的任何部位形成囊肿。因囊肿的头端可能与舌根的盲孔相通，咽部细菌经盲孔入侵囊肿引起感染形成脓肿，继而向皮肤表面破溃形成甲状舌管瘘。由于舌骨的发育晚于甲状舌管的形成，所以未退化的甲状舌管可以在舌骨的后方，亦可在其前方或贯穿于舌骨之中。甲状舌管囊肿和瘘管的内壁衬有复层鳞状!或柱状上皮，外附以结缔组织构成。囊内含灰白色或淡黄色稀薄或黏稠分泌物。

二、临床表现

甲状舌管囊肿可发生于自舌盲孔至胸骨上切迹之间颈中线的任何部位，以甲状舌骨膜处最多见。患者多无特殊症状，偶有咽或颈部不适感。于颏下至胸骨上切迹之间的颈中线或稍偏处隆起类圆形肿物，其大小不一，以直径3cm左右多见。囊肿因囊内分泌物的胀满而有实质感，表面光滑，边界清楚，随吞咽或伸舌可上下移动。若囊肿发生于盲孔下面，可使舌根部肿胀继而发生吞咽、言语和呼吸功能障碍。囊肿继发感染者，局部可呈现红肿热痛表现，感染后的脓囊肿破溃或切开引流后可形成瘘管。

甲状舌管瘘的瘘口直径在1~3mm，位于舌骨与胸骨上切迹之间的颈中线上。瘘口经常有混浊的黏液性或黏液脓性分泌物排出，在瘘口深处上方可扪及一与舌骨相连的索带状组织，于舌背根部可见舌盲孔，压迫盲孔周围亦可见分泌物溢出。

偶有甲状腺舌管囊肿和瘘发生癌变者，其性质与甲状腺癌相似。

三、诊断与鉴别诊断

根据病史和局部检查诊断多不困难。B超检查显示囊性肿物可帮助诊断。必要时可行造影X线摄片、CT及MRI检查。应注意与异位甲状腺、皮样囊肿、甲状腺肿瘤囊性变及颏下淋巴结炎等疾病相鉴别。

四、治疗

主要为手术切除。婴幼儿无吞咽、呼吸障碍者可暂观察。若继发感染应先抗感染治疗，待炎症完全消退后再彻底切除。术前自瘘口注入少许亚甲蓝示踪，有利于术中找寻瘘管。如疑有异位甲状腺，需快速病理切片证实并确定有正常的甲状腺方可切除。

第二章 颈部肿块

第一节 颈部肿块的诊断与鉴别诊断

颈部肿块通常分为三类，即炎性病变、良性病变和恶性肿瘤。炎性病变包括淋巴结的急慢性炎症和结核以及涎腺炎性肿块；良性病变包括先天性疾病及良性肿瘤；恶性肿瘤包括原发恶性肿瘤及淋巴结转移癌。

由于甲状腺肿物有其特点，一般讨论颈部肿块时不包括在内。除去甲状腺肿块后，成年人颈部肿块中绝大多数（70%~80%）为恶性肿瘤，而恶性肿瘤中绝大多数（70%~80%）为淋巴结转移癌，颈淋巴结转移癌中绝大多数（70%~80%）是头颈部恶性肿瘤转移。

一、诊断依据

（一）病史

应注意患者的年龄和性别。儿童以先天性囊肿和血管瘤居多。高龄男性的恶性肿瘤比例较高。同时还要注意病程的长短。如果颈部肿块已存在数年以上（甲状腺颈转移癌除外）一般为良性或先天性病变。如果颈部肿块1~2周内迅速长大，并伴有反复肿胀和消退，多为炎症性肿块，恶性病变的可能性较小。绝大多数颈部转移癌病史较短，数月内渐进性增大。因此病程的长短可作为诊断的参考依据。病程为数天的，多为炎症；病程数月的，多为恶性肿瘤；病程为数年的，多为良性肿瘤或先天性病变。

（二）体格检查

体检时注意颈部肿块的位置、大小、硬度、有无搏动、压痛及放射痛以及活动与否。除淋巴瘤较韧外，恶性肿瘤一般较硬，晚期活动度小。转移癌可以出现多个肿块，压痛不十分明显。囊性肿物多为良性肿瘤，如鳃裂囊肿、囊性水瘤、表皮样囊肿等。神经鞘瘤、神经纤维瘤多较硬，活动度较小，或左右活动度较大而上下活动度小，可伴有沿神经走行方向的放射针刺感和麻木感。颈动脉体瘤可触及搏动感，或闻及血管杂音。

（三）影像学诊断

触诊是发现和诊断颈部肿块的主要方法。除触诊外，尚可用超声、CT、MRI、PET等影像学检查加以辅助。超声检查无创伤，费用低且可以行超声引导下穿刺，但其敏感性与特异性受操作者影响较大。CT、MRI具有无创伤、费用低、直观易读、多层面观察的优点，但CT平扫只能根据解剖部位检出肿物，难以与异常的血管及肌肉鉴别，也不能显示肿物密度的变化，常常不能提供最有价值的诊断信息，需行增强CT扫描；MRI可发生移动伪影等。超声敏感性较高，特异性较低，而CT敏感性较低，特异性很高，二者有互补性。PET对于颈部肿物诊断超声敏感性和特异性均较高，但昂贵。

（四）细针抽吸细胞学检查

操作简单安全、创伤小，其创伤不会给以后的治疗带来不良影响。其诊断准确率较高，但受穿刺的部位及读片的细胞学医师的经验和水平的影响。

（五）颈部肿块切取或切除活检

如细针抽吸肿块无结果，且怀疑为转移癌时，可进行肿块手术活检。颈部淋巴结切取或切除活检可能对头颈癌患者将来的治疗将带来不利影响，所以应首先检查原发灶并取活检，只有仔细检查仍不能查出原发灶的情况下才进行颈部活检。

二、鉴别诊断

（一）颈部先天性肿块

常见的颈部先天性肿块有：鳃源性囊肿及瘘管、甲状舌管囊肿、囊性水瘤等。

（二）颈部良性肿瘤

常见的颈部良性肿瘤有：神经鞘瘤与神经纤维瘤，颈动脉体瘤等。

（三）恶性肿瘤

颈部原发恶性肿瘤：以淋巴瘤为最多见，少数为颈部软组织肉瘤。颈部淋巴结转移癌中包括原发于头颈肿瘤的颈部转移癌和原发于胸、腹腔各部位肿瘤的颈部转移癌，以原发于头颈肿瘤的转移癌为最多见。

第二节　颈部肿块的治疗原则

一、颈部先天性肿块

（一）鳃源性囊肿及瘘管

手术将囊肿及瘘管完全切除。合并感染时，应控制感染后择期手术。因囊肿及管道与颈总、颈内外动脉、颈内静脉、迷走神经、舌下神经等重要解剖结构毗邻，特别是有感染史者常与上述结构黏连，因此，手术应注意避免损伤重要血管及神经。

（二）甲状舌管囊肿

手术彻底切除是最有效的治疗方案。甲状舌管囊肿的根部位于舌骨下，或背面，因此，手术不仅需完整切除囊肿及与其相连的通向舌根的管道，还需切除中间一段舌骨体。

（三）囊性水瘤

若患者无明显压迫症状，应2岁后择期手术为宜。手术彻底切除。若切除不净容易复发、继发淋巴漏或感染。部分囊性水瘤常向周围不规则伸展性生长，边界不清，并且包绕颈总动脉、颈内静脉、迷走神经、副神经等重要结构，肿物的实际范围常比术前检查发现的范围要广泛。

二、颈部良性肿瘤

（一）颈部神经鞘瘤

尽早手术切除，延误治疗可导致相应的神经麻痹。肿瘤越小，保留神经的可能性越大。

（二）颈动脉体瘤

颈动脉体瘤对放射治疗敏感性差，即使是恶性颈动脉体瘤其敏感性亦较低。栓塞治疗很难阻断肿瘤血供，仅能使其暂时缩小，无法根治。颈动脉体瘤的治疗主要为手术治疗。确诊或高度怀疑颈动脉体瘤，且全身情况能耐受手术的患者均应尽快实施手术切除。高龄患者宜采用保守治疗。

三、恶性肿瘤

（一）颈部原发恶性肿瘤

根据来源不同，详见其疾病的治疗。

（二）颈部淋巴结转移癌

原发于胸、腹腔各部位肿瘤的颈部转移癌，根据原发灶情况进行放疗和化疗。原发于头颈肿瘤的颈部转移癌除病理分化较低的肿瘤外，主要采用颈清扫术治疗，加或不加放疗。

第三章　化学感受器肿瘤

第一节　颈动脉肿瘤

一、概述

颈动脉体瘤亦称颈动脉体副神经节瘤，属化学感受器肿瘤。颈动脉体、颈静脉体、迷走神经体、睫状神经体及主动脉体等均属化学感受器。临床上起源于化学感受器的肿瘤比较少见，头颈部肿瘤大多数发生于颈动脉体。颈动脉体瘤仅占头颈部肿瘤的0.22%，多数属良性肿瘤，偶见恶性。该肿瘤常缺乏典型的临床特征，且多包绕动脉生长、血运丰富，给临床诊断与治疗带来很大的困难。

二、病因

颈动脉体呈卵圆形，灰色或暗红色，最大直径5mm，质实或韧，位于颈动脉分叉后壁外膜下。其借Mayer韧带与分歧部动脉外膜相连，两侧各一，血运主要来自颈外动脉，少数亦可来自颈内或颈总动脉，通过咽喉和舌静脉回流；神经主要来自舌咽神经降支及颈上交感神经节，少数来自迷走神经及舌下神经。通过感受血液成分如氧分压、二氧化碳分压和酸碱度改变来调节机体的呼吸、循环系统。颈动脉体瘤由其增生衍变而来，属化学感受器瘤或非嗜铬神经节瘤。组织学上除非嗜铬性外，与嗜铬细胞瘤相似。颈动脉体增生在高海拔地区的人群中几乎普遍存在，这可能是一种适应性机制。Saldana等报道居住于高原的秘鲁人，颈动脉体瘤发病率为居住于海平面秘鲁人的10倍，而且观察到颈动脉体体积和重量的增加及主细胞内分泌颗粒的减少与高原慢性缺氧刺激有关。Lack发现发绀性先天性心脏病大多有颈动脉体增大。提示慢性缺氧引起颈动脉体细胞增生，在增生基础上有可能发展成为颈动脉体瘤。颈动脉体瘤多数散发，亦可有家族性。有文献报道，颈动脉体瘤10%~50%具有家族性，是一种外显率与年龄相关的常染色体疾病，非遗传性患者中，女性占绝大多数，而遗传性患者中性别差异无显著性。许多临床资料研究显示，颈动脉体瘤可合并MENⅡA和ⅡB、von-Hippel-Lindau、Camey等多种具有家族遗传倾向内分泌综合征。近年来，许多学者围绕颈动脉体瘤的病因进行了许多有益的探索，研究结果表明，颈动脉体瘤与SDH基因的突变有关。SDH是一种线粒体酶的复合体，在氧化磷酸化和细胞内氧的感知及传导过程中起重要作用。SDHB、SDHC、SDHD编码线粒体复合体Ⅱ的三种特异性亚单位，是线粒体电子传导链和三羧酸循环的重要成员。SDHB（1p35-36）和 SDHD（11q23）的突变可导致家族性颈动脉体瘤的发生。与家族性颈动脉体瘤相似，散发颈动脉体瘤亦与11q13和11q22-23染色体缺失有关。Bikhazi等报道在8例散发颈动脉体瘤中，3例有11q染色体缺失，其中2例11q22-23缺失及1例11q13缺失。因此推测，散发和家族性颈动脉体瘤具有相似的分子发病机制。

三、病理

副神经节由上皮样主细胞构成，排列成巢或细胞球，亦称"器官样结构"：主细胞又有亮、暗两种细胞之分，可能反映不同的功能状态。主细胞巢周边还有支持细胞，间质窦状扩张的毛细血管丰富，尚含神经纤维和Schwann细胞，有时也可见于交感神经节细胞电镜下，主细胞胞浆内含有许多膜包颗粒，与传入神经末梢有突触联系，突触小泡内可含有去甲肾上腺素、肾上腺素等递质。

（一）大体形态

直径2～12cm，多数直径约为5cm，表面光滑，但与血管壁紧密相贴，包膜不甚完整，切面灰红色。

（二）镜检

典型者与副神经节的正常结构相仿，由上皮样主细胞排列成巢，由丰富而又扩张的血管及纤维所分隔形成特征性网格状肿瘤性主细胞为椭圆形或多边形，胞浆少量至中等，多数胞浆浅染或透明，部分胞浆为嗜酸性细颗粒状。核圆形或椭圆形，中等大小，常呈现不同程度的多形性，出现多少不等的巨细胞，根据多形性由轻度到重度组织学分为Ⅰ、Ⅱ、Ⅲ级，Ⅰ级指多形性细胞＜10%，Ⅲ级＞30%，Ⅱ级介于二者之间：核分裂象常缺如或极少见，间质多少不等，由少量扩张血管及纤维分隔，至大片胶原化纤维组织填充钙化。

（三）组织学分型

1.经典型
似正常副神经节组织，瘤细胞形成实性巢，由毛细血管及少量纤维围绕。
2.腺样型
除含有经典型结构外，大部分形成腺泡样结构，细胞巢中央松散，状似腺泡，间质很少。
3.血管瘤样型
除含经典型成分外，大部分形似血管瘤或血管外皮瘤。
4.实性型
上皮样细胞形成大片状，间有丰富的血管或血窦，似嗜铬细胞瘤。
5.纤维硬化型

除含有经典型结构外，肿瘤以大片胶原化纤维组织为主，时有钙化形成。

颈动脉体瘤多为良性，恶性颈动脉体瘤少见，占6%～10%。在5种不同组织学类型中，腺样型恶性概率大一些（1/3恶性），血管型较好，经典型、实性型及明显纤维化型也有恶性的可能性。目前，在颈动脉体瘤良、恶性诊断上存在一定的分歧，多数学者认为单纯依靠组织病理学上的细胞形态难以诊断恶性，颈动脉体瘤的病理形态与其生物学行为不一定相平行，形态学上分化良好的颈动脉体瘤亦可发生转移有些学者从形态学角度，即以瘤体大小、核的多形性、有丝分裂象、坏死、DNA指数核型分析等为指标来预测其临床进程。未有满意结果，目前，临床通常根据转移作为诊断恶性的可靠依据，恶性颈动脉体瘤以局部淋巴结转移为主，偶可经血流转移至肺、骨、肝脏等部位。Kumaki研究结果显示MIB-1可作为颈动脉体瘤恶性生物学行为的预测指标，其准确率和特异性有待进一步临床观察。

四、诊断

（一）临床检查

颈动脉体瘤通常表现为缓慢生长的上颈部肿物，多位于下颌角下方，少数向咽旁膨出肿物直径2～12cm，平均5cm，多呈圆形或卵圆形，质地中等或硬韧，少数较软，表面光滑，边界较清。肿物左右可推动，而上下不能推动，仔细触诊，有时具有压缩感及搏动感，部分病例有时可听到血管杂音。肿物压迫迷走神经，触压时可引起反射性咳嗽；少数舌下神经受压出现患侧舌肌萎缩及运动障碍，由于缺乏典型的临床表现，易于误诊，临床上需与神经鞘瘤、神经纤维瘤、转移瘤、鳃裂囊肿、淋巴结结核相鉴别。李树玲教授总结临床经验，提出诊断颈动脉体瘤的3个主征：①颈前三角区肿物，长期缓慢生长的肿物，部位恒定于下颌角下方；②颈动脉向浅层移位，颈动脉体位于颈动脉分歧部的后内侧，当肿物增大到一定体积，势必将颈动脉向浅层挤压而发生移位，因此，在肿瘤表面可触及搏动的动脉，颈部的其他病变多在颈动脉浅侧（颈迷走及交感神经鞘瘤除外），一般不会产生此征；③颈内与颈外动脉分离，颈动脉体瘤可跨过分歧部向浅层生长，将颈内与颈外动脉推向两侧。临床仔细触诊，循其搏动可触到两个动脉的大致走向，但因瘤组织包绕动脉壁，故不能清楚触知动脉的轮廓，此点可与发生自颈部迷走或交感神经的神经鞘瘤鉴别后者仅将动脉推向浅侧移位，但较少出现动脉分离，又因无瘤组织包绕，故可较清楚触及动脉轮廓，且可左右稍稍移动。

（二）影像学检查

如果临床初步诊断为颈动脉体瘤，应进一步行影像学检查以明确诊断，切忌盲目穿刺活检，以避免严重并发症的发生影像学检查对颈动脉体瘤的诊断非常重要，彩色多普勒超声、CT、MRI/MRA检查均可提供确定的诊断依据，数字减影血管造影（DSA）检查是诊断颈动脉体瘤的最佳手段。

1.彩色多普勒超声检查

彩色多普勒超声检查诊断颈动脉体瘤的特异性和敏感性均较高，被认为是目前确诊颈动脉体瘤最好的非创伤性的检查措施。颈动脉体瘤典型的超声特征为颈动脉分叉处单侧或双侧低回声肿块，内部回声不均，边界清晰，边缘规则，肿物内彩色血流信号丰富，且多为搏动性动脉频谱，动脉波形呈低阻、血流快；颈内及颈外动脉间距增大，颈内动、静脉移位，报道应用超声特别是彩色多普勒观察瘤体及外周血管血流来诊断化学感受器瘤，准确率达到90%以上。超声检查具有准确率高、无创伤、价格低的优点，但不能提供多方位的图像以了解肿物与血管的关系，且易受下颌骨的影响。

2.CT检查

CT检查具有无创性、可重复性、多方位扫描的优点，通过强化CT的扫描可判断颈动脉与肿物的关系，有助于观察肿瘤向颅底的侵犯情况，对诊断有一定价值。

3.MR/MRA检查

MR/MRA检查显示化学感受器瘤所具有的特征性的"盐和胡椒征"，表现为瘤体内出现迂曲点、线状流空信号伴点状高信号所形成。MRI/MRA与CT相比，可多轴向成像及三维血管成像，立体、直观地显示肿物与血管的关系，准确率较高且无放射性损伤。

4.DSA

自20世纪80年代广泛应用于临床，颈动脉体瘤诊断的准确性得以有效提高，DSA诊断颈动脉体瘤的准确率可达100%。颈动脉体瘤的DSA特征性征象表现为：

（1）颈动脉分叉处多血管网状影，显像早，排空延长至静脉期。

（2）侧位片可见颈动脉分叉角度增大。

（3）颈外动脉前内移位或前外移位，颈内动脉后外移位。

（4）瘤体供血动脉主要来源于颈外动脉或颈内外动脉起始处发出的异常小动脉。

（5）肿瘤包绕颈动脉。

（6）肿瘤直接侵袭血管，管壁可不规则或管腔狭窄。

DSA检查对于诊断颈动脉体瘤、评估肿瘤累及血管的程度，尚可直接观测双侧脑动脉前后交通吻合及患侧大脑前、中动脉显影情况，对评估脑侧支循环建立有重要意义。

5.PET/CT检查

最新的研究表明，PET/CT检查可应用于颈动脉体瘤的诊断且对＜10mm的肿瘤的诊断准确率优于其他的检查手段。

五、治疗

（一）手术治疗

手术切除是颈动脉体瘤最有效的治疗方法。诊断越早，肿瘤越小，越容易处理，手术并发症尤其是脑神经损伤的概率越低；病程愈长，与动脉的黏连愈紧密，从而增加手术切除的难度，损伤颈动脉的可能性也愈大。

1.术前准备

颈动脉体瘤的术前准备非常重要，应充分了解肿瘤累及颈动脉的程度，正确进行脑缺血耐受功能锻炼并综合评估脑侧支循环建立情况。

（1）Shamblin分型：根据肿瘤累及颈动脉的程度将颈动脉体瘤分为三种临床类型：Ⅰ型局限型，肿瘤位于颈总动脉分叉的外鞘内，有较完整的包膜，但与颈总动脉分叉部常有较紧密黏连；Ⅱ型包裹型，比较多见，肿瘤位于颈总动脉分叉部，围绕颈总、颈内及颈外动脉生长，将血管包裹，但不累及血管壁的中层和内膜；Ⅲ型巨块型，肿瘤生长已超出颈动脉分叉范围，可使颈内和颈外动脉向外移位或受压，甚至压迫气管和食管，引起呼吸和吞咽困难。Luna报道69例颈动脉体瘤，Ⅰ型和Ⅱ型占45%，Ⅲ型占55%。天津医科大学附属肿瘤医院总结85例（87个）颈动脉体瘤及迷走神经体瘤，根据肿瘤与动脉黏连情况分为Ⅰ型29例，Ⅱ型19例，Ⅲ型39例。

（2）脑血流图检测（REG）：通过描记脑组织内血流时间–容量变化所引起的导电性波形改变，来反映脑血液循环机能状态，包括血流供应强度、血管紧张度、血管弹性及血管解剖状态等，已广泛应用于临床脑血管疾病的诊断。天津医科大学附属肿瘤医院将其应用于预测阻断颈总动脉后脑侧支循环的供血状况，通过比较阻断前后脑血流图的变化，可了解脑侧支循环的供血状况，具有较好的临床应用价值。

（3）颈动脉临时球囊阻断试验（TBO）：目前，TBO是预测脑对颈动脉阻断耐受性的较合理方法。在局部麻醉下经股动脉穿刺行选择性全脑血管造影（患者保持清醒有利于临床神经系统检查），将双腔球囊阻断导管放置到阻断部位后，在其近端置一4F导管。在透视下向球囊内缓慢注入造影剂。球囊充盈后，经4F导管行同侧颈动脉造影，以证实颈动脉已完全阻断。整个过程中只要临床神经系统检查有阳性发现，就立即排空球囊，停止试验，即认为该患者为TBO阳性。如无临床神经系统功能缺损表现，球囊将维持45分钟。最初15分钟后，开始行椎动脉及对侧颈总动脉造影（了解Willis环沟通情况）。

（4）其他的评估方法：为提高预测脑侧支循环建立的可靠性，有学者建议在行DSA和临床神经系统评价的同时进行经颅多普勒（TCD）和颈动脉残端压（SP）监测及单光子发射型计算机断层扫描（SPECT）脑显像。

（5）Matas法：如术前评估显示脑侧支循环未能有效建立，则需进行颈动脉压迫锻炼以促进脑侧支循环的有效建立。Matas法即患侧颈动脉压迫法是术前脑缺血耐受功能锻炼的有效手段，方法是每次自5分钟开始，逐渐增至每次20～30分钟，直至在压迫颈动脉全过程中患者无头晕、眼发黑等脑缺血症状。REG检查可作为脑缺血耐受功能锻炼的监测手段。颈动脉压迫初期，REG表现波幅下降，下降支搏动消失，两侧波幅差明显；颈动脉压迫至相应时REG无明显缺血改变时即可择期手术。李树玲总结术前颈动脉压迫试验结合REG检查的临床经验，制定出双侧REG波幅差不大于30%的安全值，较客观地反映了脑侧支循环建立情况，对术中安全阻断颈内动脉有一定参考价值。

（6）术前栓塞治疗：为减少术中失血，达到彻底根除肿瘤的目的，有学者主张术前栓塞治疗，但有的学者认为术前栓塞对颈动脉体瘤的根除没有任何帮助，栓塞治疗除具有

DSA一般危险性外，还有可能出现栓塞物反流到大脑或眼的微血管中，主张颈动脉体瘤的术前栓塞治疗应慎重考虑。

2.手术方式

手术应根据肿瘤大小及累及颈动脉的程度及脑侧支循环建立情况选择不同术式：①颈动脉体瘤剥离术；②颈动脉体瘤及颈总动脉切除术；③颈动脉体瘤及颈总动脉切除重建术。

（1）颈动脉体瘤剥离术。

①颈动脉体瘤剥离术是最理想的手术方式，适于：Shamblin I 型，或肿瘤不大、血供不丰富的病例。颈部CT或MR检查，提示肿瘤部分包绕颈内、外动脉或颈总动脉，但与动脉分解尚清楚，且与颈椎分界清楚；DSA检查，提示肿瘤压迫推移颈总动脉或颈内、外动脉，但动脉壁狭窄部明显。

②麻醉：一般采用全身麻醉，有些学者主张低温全身麻醉，以降低脑氧需要，便于术中延长阻断血运时间，减少脑损伤的发生。天津医科大学附属肿瘤医院早期使用复合针刺麻醉，术中患者始终清醒，阻断颈动脉血流后，患者可随时反应有无脑缺血的一些自觉症状，为决定手术的进行与否提供参考。

体位：肩部垫高，仰卧，头偏向健侧位。

③手术步骤。

切口：可采用斜行切口，即上方始自乳突下一横指，沿胸锁乳突肌前缘向下至环状软骨水平。必要时可由此向下延长切口，以扩大术野。

分离并保护瘤体周围组织：由于肿瘤血运丰富，极易出血，一旦开始解离肿瘤，繁多的止血操作将使术者难以摆脱困境。为了保障手术的顺利实施，应先将周围的重要组织与肿瘤分离，如颈内静脉、迷走神经、舌下神经、交感神经、副神经等，然后再集中精力进行肿瘤切除。如肿瘤与颈内静脉、迷走神经黏连紧密，无法分离，可一并予以切除。

分离并切除瘤体。首先探查瘤体与颈总动脉或颈内、外动脉的关系，一部分患者（大多数是Shamblin I 型）肿瘤与颈动脉各支均黏连较轻，瘤体与颈动脉壁之间存在解剖间隙，可沿解剖间隙分离、钳夹、缝扎，可逐渐将肿瘤切除，未损伤颈动脉各分支；部分患者瘤体与颈外动脉黏连较紧，无法将瘤体与颈外动脉分离，切除肿瘤时合并颈外动脉一并切除。颈动脉体瘤的血运主要来自颈外动脉，且与颈外动脉黏连最紧，为减少术中出血，应争取尽早将颈外动脉的远段及近段完全切断。首先在颈外动脉的瘤体远段进行切断，然后将肿瘤基底分离。此后，术者可将肿瘤握在手中，随时根据需要进行解离，有利于控制出血。然后在附着于颈总动脉的肿瘤边缘，切开颈动脉鞘，注意寻找肿瘤与动脉壁间的解剖间隙，以便循此进行分离。

分离瘤体应按以下步骤进行：分离颈外动脉远心端（无法分离则切断）→分离颈总动脉→分离颈外动脉近心端（无法分离则切断）→分离颈内动脉→分离分歧部。

④手术要点。

手术操作应尽量轻柔，避免粗暴的手术操作，控制出血保证清晰的手术视野以免动脉的损伤是手术成功的关键。

掌握手术的先后顺序，首先分离并保护瘤体周围组织，切不可贸然进行瘤体的分离，造成难以控制的出血。瘤体的供血大多来自颈外动脉，分离瘤体应从颈外动脉开始，而将分歧部肿瘤的分离放在最后。

注意寻找瘤体与动脉之间的解剖间隙，有学者认为，动脉体瘤与动脉壁之间存在解剖间隙，沿此间隙进行分离，可减少出血，避免动脉损伤。如分不出间隙，只有沿肿瘤内面慢慢进行分离，如分离顺利，能暴露出颈外动脉的起始部，可在分歧部稍上方（距分歧部约1.0cm）切断颈外动脉，则肿瘤出血将可大为减少。

（2）颈动脉体瘤及颈总动脉切除术。

①适于：颈部CT或MRI检查提示，肿瘤已包绕颈内、外动脉或经总动脉且与动脉壁分界不清；患侧颈动脉DSA检查提示肿瘤压迫推移颈总动脉或颈内、外动脉，动脉管腔狭窄甚至闭塞；患侧颈动脉TBO阴性，且颈动脉脑血管造影显示大脑侧支循环已建立。

②麻醉、体位及手术步骤基本与颈动脉体瘤剥离术相同。不同之处在于：分离瘤体时，颈动脉破裂出血，已无法缝合，除非切除颈动脉否则无法切除肿瘤。首先血管夹住颈总动脉，然后进行脑血流图及残端动脉压的检测，如脑血流图正常、残端动脉压大于9.33kPa（70mmHg），则可将瘤体及颈总动脉一并切除，否则只能行颈动脉体瘤及颈总动脉切除重建术。

③手术要点。

术前应充分评估大脑侧支循环的建立情况，如大脑侧支循环未充分建立，则需提前进行颈总动脉的体外压迫实验来促进侧支循环的建立，以确保手术的安全性。

术中切除颈总动脉前要对大脑侧支循环的建立情况进行再次评估，如脑血流图及残端动脉压检测不能达标，则需考虑对颈总动脉进行切除重建

（3）颈动脉体瘤及颈总动脉切除重建术

①适于：颈部CT或MR检查提示，肿瘤已包绕颈内、外动脉或经总动脉且与动脉壁分界不清；患侧颈动脉DSA提示肿瘤压迫推移颈总动脉或颈内、外动脉，动脉管腔狭窄甚至闭塞，或对侧颈总动脉、颈内动脉明显狭窄；患侧颈动脉TBO阳性，且颈动脉脑血管造影显示大脑侧支循环未建立。

②麻醉、体位及手术步骤基本与颈动脉体瘤及颈总动脉切除术相同。不同之处在于：在切除颈总动脉前，要在瘤体下端的颈总动脉和瘤体上端的颈内动脉插入动脉分流管，分别在分流管两端的上方或下方用血管夹夹住动脉。切除瘤体及受累的颈总动脉，可采用自体的大隐静脉或人造血管与颈总动脉、颈内动脉断端用6-0的无损伤线行端端连续缝合，一般先吻合近心端，再吻合远心端。移去血管夹，观察吻合口有无渗血及血流通过情况，确定情况良好后，拔出分流管。

③手术要点。

术前要做好切取大隐静脉的准备，要选取管径相匹配的人造血管（一般为6mm），当创面受到污染时，最好选用自体的大隐静脉。

进行血管吻合前应静脉用肝素5000U，吻合时肝素生理盐水冲洗吻合口，术后使用静脉抗凝剂，以防止血栓形成。

放置分流管和进行血管吻合时需注意排空气体，以避免空气栓塞的发生。

3.术后并发症及处理

脑损伤是主要的并发症，Arnmd总结1181例手术切除的颈动脉体瘤，124例重建颈内动脉，9.7%脑损伤，2.4%死亡；89例结扎颈内动脉，66%脑损伤、死亡。因此，围术期间应积极预防脑缺血引起的脑损伤的发生：

（1）术前用Matas法压迫患侧颈动脉，自促进脑侧支循环。

（2）术中可先分离出颈总动脉，在其近侧间断性地做5~10分钟的阻断，可减少术中出血，促进大脑William环。

（3）行血管移植阻断颈动脉前应给予全身肝素化，可防止颈动脉及其分支血栓形成，必要时也可应用颈动脉内转流管。

（4）术中保持血压稳定，避免低血压，保证一定的脑灌注压。

（5）冰帽降温，甘露醇、类固醇激素减轻脑水肿，并在扩容的基础上给予尼莫地平、罂粟碱等解除脑血管痉挛、扩张脑血管的药物。

脑神经损伤亦较常见，主要发生于舌下神经及迷走神经，亦可引起面神经下颌缘支和交感神经的损伤，其发生率为13%~71%。脑神经损伤主要原因是脑神经被肿瘤累及，颈动脉出血导致术野不清，手术中过度牵拉、术后水肿及瘢痕黏连也可引起脑神经损伤。汪忠镐强调熟悉肿瘤与邻近脑神经的解剖关系、掌握手术操作细节、保持术野暴露清楚和注意肿瘤切除过程中脑神经的保护。

（二）放射治疗

长期以来多数学者认为化学感受器瘤对放射治疗不敏感，近年来，有许多学者致力于化学感受器瘤放射治疗的研究，随着放射技术的进步和放射方案的优化，放射治疗对头颈部化学感受器瘤的局部控制率已达95%左右，Kawecki等应用^{60}Co对6例头颈部化学感受器瘤行放射治疗，3例完全消退，3例部分消退，经超过5年的随访肿瘤无复发或进一步生长放疗的不良反应包括急性皮炎、脱发、外耳炎、中耳炎、味觉改变及口干等。Foote等报道采用GammaKnife治疗25例化学感器瘤（靶周剂量12~18Gy），随访10~113个月（平均35个月），所有肿瘤未见生长，17例变化，8例缩小，无严重并发症发生；Pollock采用GammaKnife治疗19例原发及23例复发化学感器瘤（靶周剂量14.9Gy），随访6~149个月（平均44个月），12例（31%）缩小，26例（67%）无变化，1例（2%）生长，6例（15%）出现听力减退、眩晕等轻度不良反应。Sheehan等采用伽马刀治疗8例术中残留或术后复发的化感器瘤（靶周剂量15Gy），无明显并发症发生。因此，放射治疗仍不失为治疗颈动脉体瘤的有效手段，对不能耐受手术、术中残留、术后复发或病理证实恶性的病例应考虑行放射治疗。

（二）预后

天津医科大学附属肿瘤医院总结治疗的85例颈动脉体瘤及迷走神经体瘤患者，术后随诊0.5～36年，平均11年87个肿瘤（2例为双侧，各行2次手术）共行手术88例次，肿瘤动脉外膜下切除57例中完全切除的48例术后均未见复发；肿瘤大部切除的9例中5例术后未见病变增长，2例肿瘤增大带瘤生存，1例术后9年复发再次手术，行肿瘤合并颈动脉切除术，1例为功能性颈动脉体瘤，术后6年复发，第7年死于儿茶酚胺分泌引起的高血压心脏病。肿瘤合并颈动脉切除术31例，29例术后无复发，2例全身转移死亡，为临床恶性者。85例患者死亡3例，死亡率为3.53%。

颈动脉体瘤是临床少见的肿瘤，多数为良性，恶性率不超过10%。诊断恶性的标准为局部淋巴结或远处转移。10%～15%的病例可多中心发病且有家族遗传倾向。颈动脉体瘤的发生与SDH基因的突变有关。应根据详细的临床检查结果和特征性影像学表现作出诊断，DSA检查可作为诊断颈动脉体瘤的金标准。一旦诊断为颈动脉体瘤，应积极采取手术治疗，术前应充分了解肿瘤累及颈动脉的程度、正确进行脑缺血耐受功能锻炼并综合评估脑侧支循环建立情况，术中要清楚暴露术野、保持正确的手术操作顺序，以减少并发症的发生。近年来，放射治疗对颈动脉体瘤的局部控制率已达到95%，似可作为治疗颈动脉体瘤的有效手段。

第二节 头颈部副神经节瘤

一、总论

（一）概念

副神经节瘤是指发生于肾上腺外自主神经系统副神经主细胞含有丰富血管的肿瘤，可分为交感神经和副交感神经两类。头颈部副神经节瘤主要起源于颈动脉体、颈静脉孔、迷走神经等头颈部各处的副神经节，根据肿瘤的部位不同而命名，分别称为颈动脉体瘤、颈静脉球瘤、鼓室球瘤和迷走神经节瘤等，文献报道大约80%头颈部副神经节瘤发生在颈动脉体和颈静脉球，位于迷走神经者约占5%。亦可发生于耳、喉、鼻腔等部位。

（二）概述

头颈部副神经节瘤具有化学感受功能，以颈动脉体瘤最多，其次为迷走神经节瘤，喉部发生极少见。头颈部副神经节瘤在临床上少见，据统计，头颈部副神经节瘤占该肿瘤发生率的3%，占头颈部肿瘤的0.6%，全部肿瘤的0.03%。大多数病变为良性，术后病理见细胞呈明显异型性，包膜外广泛浸润诊断为病理恶性，但这些病变临床上多无局部及远处侵犯，预后良好；如出现淋巴结转移、周围器官受侵或远处转移时，诊断为临床恶性，此类病变预后不良。大多表现为生长缓慢的无痛性肿块，少数病例为多中心发生，有些有家族史。

（三）发病机制

副神经节瘤是在胚胎发育过程中，由神经嵴细胞分化、聚集后形成的一组对体内血氧、二氧化碳分压和PH值均非常敏感的化学感受器，它可发生于副神经节的胚胎移行通路，从颅底到盆底。

（四）病理学

1.组织学

瘤细胞排列成界限清楚的特征性的巢状结构（Zellballen结构）或条索状、腺样结构，由纤细的纤维血管间质包绕，胞浆含嗜碱性或双色性颗粒，胞核大小不一，可出现巨核及奇异型核，但核分裂不易见到。

2.免疫组化特点

同一般神经内分泌肿瘤，神经内分泌标记物如CgA、Syn、NSE、NF等阳性，CK多阴性，支持细胞S-100阳性。

3.良恶性判断

副神经节瘤的组织形态与生物学行为的不一致性较高，目前提倡以"肿瘤发生转移"作为判断恶性的唯一可靠指标，而肿瘤大小、坏死，核的异型、核分裂，卫星结节，局部包膜及血管侵犯都只能作为可疑恶性指征。

（五）临床表现

颈部副神经节瘤患者常表现为颈侧无痛缓慢生长肿块。分泌儿茶酚胺的功能性副神经节瘤文献早有报道，但临床少见，其发病率仅占副神经节瘤的1%~3%。

（六）检查

头颈部副神经节瘤多为非特异性，血供丰富，随着肿瘤不断增大，后期可侵犯和破坏周围结构。肿瘤其特定的解剖位置及富血供这一特点，使影像学对于肿瘤的诊断具有重要的意义。B超可清楚显示该肿瘤供血丰富，颈内、外动脉的走行改变，B超价格低廉，简便易行，可作为初步的筛查手段，更加详细的信息则需进一步检查。

CT检查是一种有效的方法，CT显示，副神经节瘤呈圆形或类圆形，增强扫描多呈均匀性显著强化。

由于肿瘤与颈部血管关系密切，血管造影检查具有极其重要的临床价值，可为肿瘤诊断、术前准备、危险评估及手术方案的制订提供依据。DSA是检查与血管有关的肿瘤的重要手段，其血管造影效果肯定，成像清晰、细小血管显影良好，具有较高的血管分辨率，可清晰显示病灶与颈部大血管的关系及主要供血来源。另外，DSA清楚显示颈动脉体瘤典型性特征，同时DSA在观察Willis环及颅脑血管侧支循环等方面具有明显的优势。DSA可提供一个动脉"地图"以识别肿瘤血供和血流动力学。由于多发病灶易被忽略和漏诊，对双侧颈部、颅底、颞骨、中耳、纵隔及肾上腺进行全面检查是必要的。DSA是诊断的金标准，但是此方法为有创检查，有造成患者脑血管栓塞出现偏瘫的可能，现在已逐渐被其他无创检查所代替。

64-MSCTA不仅可立体显示肿瘤形态，生长方向，并且可通过三维图像旋转功能，任意角度生动立体地反映病灶的形态及与颈部血管的关系。颈静脉球瘤位于颅底，从血管造影看，肿瘤的滋养血管来自颈外动脉，肿瘤将颈内动脉推移向前方，并包绕颈内动脉。同样，64-MSCTA生动立体地显示颈动脉体瘤的特征性影像学表现。而迷走神经副神经节瘤主要是推移颈动脉移位。故有人认为就头颈部血管成像方面，多层螺旋CT血管成像结果毫不逊色于DSA。且CTA具有操作简便、费用低、相对风险及痛苦性小等特点。

（七）诊断

头颈部多发性副神经节瘤罕见，人们往往对其缺乏认知，且其部位深在、隐蔽，不易发觉，早期诊断较困难。临床上遇到以搏动性耳鸣或听力下降为主的可疑病例，应尽早进行影像学检查。

（八）鉴别诊断（病理学方面）

1.类癌

细胞较小，体积和形态相当一致，呈多边形或立方形，排列为比较一致的团块状、条索状、小梁状，并见菊形团，呈浸润性生长，CK（＋），而副神经节瘤细胞体积大，巢状分布，间质有丰富血窦，NSE（＋）。

2.腺泡状软组织肉瘤

曾被称为恶性非嗜铬性副节瘤，形态与腺泡型副神经节瘤非常相似，但肿瘤细胞体积大，巢中央细胞排列松散，核更具异型性，核仁明显，肢体多见，多数表达CK、EMA、Vim等，不表达神经内分泌标记。

3.恶性黑色素瘤

部分副神经节瘤含黑色素颗粒可误诊为恶性黑色素瘤，但恶黑的组织结构多样，瘤细胞多形及异型性明显，多见明显突出的核仁，核分裂多，S-100（＋），HMB45（＋），神经内分泌标记阴性。

（九）治疗

1.手术治疗

因为副神经节瘤的富血管特性，不应进行穿刺和活检。头颈部副神经节瘤的主要治疗手段是手术，手术目标是完全切除肿瘤，一旦确诊应及时手术，病期越长，肿瘤与动脉黏连越密切，增加手术切除难度及损伤颈动脉的机会。手术方式的选择取决于肿瘤数目、位置、大小、扩展范围，这有赖于术前CT、MRI等正确评估。手术中仔细分离肿瘤与动脉，控制出血及保证脑组织供血是手术的关键。

2.放射治疗

本病对放疗敏感性较低，效果不如外科治疗，但安全性较大，对全身情况欠佳，不适于手术治疗者可试用，现已有报告认为放疗可使一些病变长期稳定，少数可收到使病变缩小，甚至全部消失的疗效，放射治疗剂量以40～50cGy（4～5周）为宜。因肿瘤对放射治疗不敏感，且放疗可导致肿瘤恶变，因此只有当患者无法耐受手术时作为控制肿瘤生长的手段之一。

3.栓塞治疗

术前行肿瘤介入栓塞可使肿瘤供血减少及肿瘤缩小，从而减少术中出血量，为手术切除创造有利条件。李松奇等认为术前1天行栓塞治疗既可减少出血，又可避免栓塞治疗造成周围组织水肿，不失为一种较好的配合手术的治疗方式。对于不能手术的患者，有学者提出通过血管栓塞减慢肿瘤生长。

由于颈外动脉与颈内动脉、椎动脉之间存在吻合支，在使用液体栓塞剂时，栓塞剂可能通过吻合支而造成颈内动脉或椎动脉分支误栓而导致严重的并发症。因此，多选用大于吻合支直径的明胶海绵或真丝线段作为栓塞剂。明胶海绵具有很大的可塑性及吸水性，栓塞效果好，使用方便。另外，明胶海绵于栓塞后7～10天开始吸收，即使颈外动脉的大分支被栓塞，还可再通。因此，主张头颈部副神经节瘤的栓塞治疗采用明胶海绵作为栓塞剂，既可避免严重的并发症，也可达到治疗栓塞的目的。手术应在栓塞后7天以内行。

栓塞后的并发症主要有：

（1）手术区域供血动脉的皮支栓塞致术后伤口愈合困难。

（2）下组颅神经瘫痪及休克等。

邓钢等认为，在栓塞过程中，尽量超选择性插管，减少正常血管的栓塞，可减少术后伤口愈合困难的发生率；尽量选用可吸收性栓塞剂，栓塞剂的直径应大于危险吻合支的直径；栓塞过程中应缓慢注射栓塞剂，严密监测肿瘤血管的栓塞情况及有无反流，从而可避免颅神经的损害及休克等严重并发症。

总之，以往认为头颈部副神经节瘤，尤其是颈静脉球瘤的治疗一直是很棘手的问题。随着显微外科技术的发展，神经血管介入放射学技术的不断进步，栓塞后行手术治疗，可明显减少术中出血，缩短手术时间，减少并发症，为切除肿瘤提供了条件。目前认为，栓塞结合手术为颈静脉球瘤的首选治疗方法。因头颈部副神经节瘤多由颈外动脉分支供血，行超选择供血动脉插管注射栓塞剂可安全、有效地阻断肿瘤的供血动脉。

二、颈动脉体瘤

（一）概述

自1950年Mulligan提出化学感受器瘤这一名称后，临床病理报告逐年增加，早在1743年VonHaller就已描述过颈动脉体组织，但直到1880年Giegner首次切除颈动脉瘤，经过百余年的演变，人们对化学感受器瘤（简称为化感瘤）的认识是从早期的形态变化到生物学特征研究，经历了一个深化过程。在国内1959年黄志强首次报告颈动脉体瘤后，这方面的报告也逐年增加，颈动脉体瘤也称为"动脉体副神经节瘤"，此病是公认的最典型的化感瘤，发病率明显高于其他化感瘤。

颈动脉体瘤生长缓慢，可长达数年，极少发生恶变。恶性颈动脉体瘤国内外文献报道极少，文献报告占颈动脉体瘤的比例为2%~30%，多为10%。国外文献1961~2004年报道100余例转移性恶性颈动脉体瘤患者，国内1994~2004年报道25例恶性颈动脉体瘤患者。

（二）定义

颈动脉体瘤是一种化学感受器肿瘤，临床较为少见，发生在颈总动脉分叉处，以渐进性无症状颈部包块为主要临床表现可压迫交感神经和第9~12对颅神经1食管，气管而引起Horner综合征、声嘶、呛咳、伸舌偏移、舌肌萎缩、吞咽或呼吸困难等症状，因其部位特殊，血管丰富，损伤或被迫结扎颈内动脉从而易引起偏瘫、失语等严重并发症，手术难度大，风险高，死亡率高。

（三）发病机制

对此病的病因不清，但Arias-Stella等发现，高原动物颈动脉体主细胞有不同程度的增生，颈动脉体重量和体积明显增加，发展到颈动脉体瘤的程度高。Saldnan等报道，居住在高原的秘鲁人颈动脉体瘤发病率是居住海平面的秘鲁人的10倍，而且观察到增加的颈动脉体的体积、重量和减少的主细胞内分泌颗粒与高原慢性缺氧刺激有关。Lack也发现，发绀性先心病大多有颈动脉体增大，故Reberson等认为颈动脉体增生是慢性缺氧长期作用于靶组织所引起，颈动脉体在增生基础上发展为颈动脉体瘤，提示了颈动脉体瘤发生与环境因素有关。Perchett报道7例颈动脉体瘤同时发生嗜铬细胞瘤，说明颈动脉体瘤常伴随其他肿瘤的发生而发生。

（四）临床表现

颈动脉体瘤生长缓慢，初发现时多为颈侧有无疼痛性的包块，患者一般无自觉症状，肿瘤可循动脉壁发展，逐渐包绕颈总动脉分叉部，颈内、外动脉与动脉外膜紧密黏连，并向颅底咽侧、颌下生长，压迫颈内静脉、迷走神经、舌下神经、舌咽神经和交感神经，出现颅神经受压或呼吸吞咽不适、昏迷、声音嘶哑等症状，颈动脉体瘤呈圆形或卵圆形，质硬韧，可向左右活动，不能上下活动，血管丰富者可有传导性搏动和震颤，压迫颈总动脉后肿块可略缩小。本病多数为良性，少数为恶性可能。因手术困难，术后并发症多。

功能性颈动脉体瘤，症状除颈部肿物外，尚有持续性高血压，压迫肿物时血压骤升，头痛、多汗、心悸，血浆及24小时尿中儿茶酚胺含量明显升高。

Shamblin将颈动脉体瘤分成3型：Ⅰ型是局限性肿瘤，易于切除；Ⅱ型肿瘤附着并部分包绕血管，手术切除困难；Ⅲ型肿瘤完全包绕血管，需行血管移植术才能切除肿瘤。

（五）特殊检查

（1）颈动脉造影DSA是诊断本病必不可少的重要检查，可了解颈动脉通畅程度和脑侧支循环是否良好等情况，有助于制定手术方案，凡造影显示病变规则地局限在颈动脉分叉内而颈动脉外形正常者提示肿瘤可切除，无须进行颈动脉重建术，如果瘤体已越出移位的颈内、外动脉边界，则表示瘤体已将颈动脉包绕，术前应做颈动脉重建准备。造影显示颈内、外动脉管腔"不规则"者提示肿瘤有恶性可能，应做根治性切除的准备。

（2）多项无创伤性检查的临床应用。诸如放射性核素、血管扫描、B超、数字减影血管造影、X线诊断、CT以及MRI等手段均已广泛应用于颈动脉体瘤的临床诊断，颈动脉体瘤，B超特征是颈动脉及分叉部明显增宽，常被肿块包绕，血供极为丰富，B超还可揭示颈动脉分叉处有无动脉粥样斑形狭窄。

（六）诊断及鉴别诊断

颈动脉体瘤是头部较常见的一类肿瘤，位于颈动脉三角区前上方颈总动脉分叉处，胸锁乳突肌深面，颈动脉体瘤术前诊断较困难，易误诊为颈动脉瘤、颈部结核、恶性淋巴瘤或转移性肿瘤等，文献报道误诊率高达41%～51%。

彩色多普勒B超对颈动脉体瘤的诊断有重要价值。颈动脉体瘤的CT影像主要为颈动脉分叉处圆形及类圆形软组织影，肿块位于颈内、外动脉之间，将颈内、外动脉撑开。

（七）治疗

1.手术治疗

因颈动脉体瘤血管丰富，极易出血，而出血后很不容易控制，所以多年来治疗中最棘手的问题是如何处理肿瘤和颈动脉的关系，术后可能出现严重的脑部并发症。虽然近年来对颈动脉体瘤的手术治疗结果令人满意，但仍存在一些不容忽视的问题，如手术中的神经损伤并发率仍较高，彻底切除肿瘤是治疗本病的最理想的方法，但是此类肿瘤所处位置结构复杂，病变多呈浸润性生长，病程长，肿瘤血运丰富，很难达到完全切除肿瘤的目的。

（1）术前准备：颈动脉压迫锻炼是重要的术前准备，有利于术中、术后脑供血的代偿，减少术后脑缺血并发症发生的概率。对于肿瘤与颈动脉关系密切、包绕或黏连颈动脉，不能确定在术中完全保全颈动脉的病例，为了减少手术的危险性，术前均要行颈动脉压迫训练，以促进大脑血管侧支循环的建立。手术的术式根据肿块的位置有所不同，但是手术视野清晰，术中操作仔细、严谨，尽量保护颈动脉等是手术成功的关键，不能随意牺牲颈动脉。术前准备主要包括颈动脉压迫训练和确认侧支循环是否建立。颈内动脉供应脑组织85%的血流，结扎或切除颈总动脉和颈内动脉的主要危险是可能导致严重脑缺血、脑水肿、偏瘫、失语乃至死亡，研究表明，间断阻断颈总动脉后大脑对缺血可逐步耐受，Matas试验可促进患侧脑动脉侧支循环的建立由于术前难以准确估计颈动脉体瘤切除术中能否分离、保留颈总和颈内动脉，若无法分离，需将一段颈总动脉或和颈内动脉与肿瘤一并切除，故术前做颈动脉压迫训练，以期建立大脑的侧支循环。

　　检测侧支循环是否建立的方法和指标很多，训练前后的健侧颈动脉造影、脑电图、脑血流图、多普勒超声等方法观察有利于客观、综合地评估。压迫前后双侧颈总动脉造影，压迫患侧颈总动脉做健侧造影，观察大脑前后动脉有无交通支，试验有助于估计颈总动脉永久性结扎的预后及结扎的可行性。实践证明，颈动脉压迫训练是有效的，也是值得肯定的，特别是对于一部分病例因肿瘤范围大、切除动脉长度过长或者肿瘤波及颅底无法进行任何一种形式的血管修复时，术前进行确实可靠的颈动脉压迫训练更有重要临床意义。

　　手术切除的困难愈大损伤颈动脉的可能愈大。颈动脉体瘤的手术方法有以下几种：

　　①瘤体剥离一般主张诊断明确后应尽早手术，病程愈长，与动脉的黏连愈紧密，从而增加手术困难。病变早期，瘤体在颈动脉外鞘内生长，但与颈动脉的黏连不甚紧密，容易分离切除。

　　②颈内动脉结扎术，由于病程太长或肿瘤已恶变，肿瘤已与颈内动脉紧密粘着，勉强剥离，可能损伤颈内动脉，从而把颈内动脉远端结扎，近端颈内动脉与部分颈总动脉连同肿瘤一并切除。

　　（2）术中注意：手术中肿瘤与各段动脉壁之间黏连程度并不完全相同，分歧部黏连最紧，颈外动脉次之，颈内动脉最轻。解剖分歧部时有时可见从分歧部向肿瘤发出的滋养血管，因此张艳建议分离瘤体按以下顺序进行：切断颈外动脉远段→分离颈总动脉→切断颈外动脉近段→分离颈内动脉→分离分歧部。将分歧部分离放在最后，在分离分歧部之前，应充分做好阻断血流及修复血管的准备，此点是手术成败的关键如肿瘤与分歧部黏连甚紧，确难分离时，根据具体情况，决定是否切除动脉分歧部。本病甚少恶性，切除分歧部后所造成的危险性远远大于肿瘤本身的危害性。如无充分把握，宁可残留少量瘤组织，争取保留分歧部。

　　颈内动脉和颈总动脉修补术：颈动脉体位于血管中膜与外膜之间，较小体积的肿瘤一般只在颈动脉分叉深面与颈总动脉或颈内动脉黏连较紧，多可完整切除肿瘤。即使剥破血管，修补也比切除血管、吻合血管、重建血管安全。手术方法，经过Matas试验，Willis环建立的病例可耐受阻断单侧颈动脉血流40分钟；局麻下在肿瘤部位的上下端的颈总动脉和颈内动脉各上血管夹，同时阻断颈外动脉相关分枝；在40分钟内沿颈动脉壁表面分离肿瘤到颈动脉分叉处；将肿瘤连同颈动脉体一并切除；颈动脉破损处用5-8/0无创缝线做血管壁外翻间断缝合；用胸锁乳突肌瓣骑跨包缝颈动脉分叉以加强修补。尽量避免颈动脉的切除、吻合、重建及颈内动脉和颈总动脉的修补术以减少颅脑并发症的发生。

（3）局麻的安全性：局麻下直接钳闭颈总动脉监测脑血管代偿情况对估计手术的安全性是非常有效的。如肿瘤较小，手术可显露和控制肿瘤上下的颈内动脉和颈总动脉，局麻手术也非常安全。本组有3例局麻下完成手术，3例局麻下阻断颈总动脉40~50分钟，后改为全麻，这样阻断颈动脉时，患者神志清醒，可随时反映出脑缺血的一些症状，便于掌握阻断颈总动脉的时间，尤其对于术前颈动脉造影侧支循环建立不确实的病例更有意义。解决了全麻下意识丧失对术中可能发生的脑部并发症或偏瘫难以监护的缺点。

2.介入栓塞技术的术前应用

介入放射治疗学赋予外科治疗新的内涵，术前1天选择性颈动脉体瘤滋养血管的栓塞，减少了术中出血，缩短了手术时间，提高了肿瘤切除率。

3.预后

颈动脉体瘤及迷走神经体瘤若能将病变全部切除，预后良好。

二、颈静脉球瘤和鼓室副神经节瘤

（一）概述

鼓室副神经节瘤（简称鼓室副节瘤）又称为鼓室球瘤，是起源于鼓室内副神经节细胞的少见肿瘤，肿瘤小、部位深、隐匿，临床症状不典型，术前容易误诊漏诊。肿瘤血供丰富，如术前准备不充分，易引起大出血。少数具有内分泌功能者，容易引起麻醉意外危及生命。

（二）流行病学

鼓室副神经节瘤绝大多数为生长缓慢的良性肿瘤，仅为恶性，可转移至颈部淋巴结、肺、肝等。好发于女性，男女比率为1:6~1:4。多为非功能性肿瘤可为散发性或家族遗传性，家族遗传性约占10%，多中心副节瘤在散发病例中占10%~20%，而在家族性病例中占80%。鼓室副神经节瘤者应全面检查，避免漏诊，以防手术麻醉意外。其更易发生于右耳，这可能与右侧颈静脉裂比左侧高且大有关。

（三）发病机制

鼓室副节瘤沿着Arnold神经和Jacobson神经走行分布。鼓室副节瘤起自舌咽神经鼓室支（Jacobson神经），可发生于神经走行的区域，包括面神经管、下鼓室，但最常发生于鼓岬部的黏膜舌咽神经鼓室支（Jacobson神经）起自舌咽神经下神经节，也叫岩状神经节，通过石小窝、鼓室小管、即位于颞骨岩部下面边缘颈动脉管和颈静脉窝之间的分隔小管，到达鼓室内，并分支形成鼓室丛分布在鼓岬部。Arnold神经是迷走神经的另一分支，起自颈静脉孔的后部，通过颈静脉窝外侧壁的乳突小管进入鼓室内。

鼓室体副神经节瘤外观与血管肉芽组织相似，色深红，质较脆，易出血。镜下副神经节组织具有3个基本特征：副神经节多位于毛细血管丰富的疏松间质内；有上皮样主细胞及外绕的支持细胞构成；间质内尚有神经纤维、Schwann细胞等。

（四）临床表现

颈静脉球瘤患者早期表现有搏动性耳鸣和进行性听力减退，球瘤起源在颅底颈静脉球附近，由于不断生长，常引起颅神经Ⅶ～Ⅻ机能障碍和进一步骨质破坏。

鼓室副节瘤典型临床症状为搏动性耳鸣伴或不伴听力下降，但也可出现其他症状，使临床诊断困难如耳痛、耳流脓、流血性分泌物，甚至面瘫等症状。耳镜检查由于分泌物多，耳内结构无法窥视，而被临床误诊为慢性中耳炎、胆脂瘤等其他疾病，需引起重视。这类患者应尽早接受影像检查，帮助诊断。

郑少燕等报道的1例恶性鼓室副节瘤，术后复发并出现颈部淋巴结、双肺部及脊髓、脊膜转移。因此，鼓室副神经节瘤与其他肿瘤一样，应早期诊断早期治疗对于耳鸣、听力下降、耳流脓等患者，临床诊断不明时，应进一步行影像学检查，协助诊断，以免延误诊治。

（五）检查

颈静脉球瘤平扫呈等密度或不均匀质地，增强后呈高密度，颈静脉孔扩大如果周围组织破坏，CT可显示以颈静脉孔为中心的颅底骨质破坏。

小的鼓室副神经节瘤通常位于中下鼓室、鼓岬上，大小仅数毫米，随着肿瘤的生长，肿瘤充满鼓室，呈铸形，甚至超出鼓室，向周围结构浸润和侵犯。根据肿瘤的位置和侵犯范围，肿瘤可大数厘米甚至超过10cm。

（六）CT和MRI表现

由于副节瘤为富血供肿瘤，术前活检为禁忌证，因此CT和MRI检查在鼓室副节瘤的术前诊断起重要作用。

CT可了解肿瘤的骨质破坏情况、病变范围等。

Ⅰ期：鼓室副节瘤通常较小，为局限在中下鼓室内，表现为鼓岬边缘呈扇形改变的中等密度软组织肿块，较均匀，增强扫描可见中度均匀强化；听小骨受推压移位，鼓室各壁尚完整。Ⅱ期：鼓室副节瘤表现为软组织肿块充满鼓室，引起鼓膜隆鼓，可引起听小骨破坏、移位，并有鼓室底板破坏。Ⅲ期：肿瘤充满鼓室和乳突，骨质破坏不明显。Ⅳ期：表现为颞骨岩部、乳突部不规则溶骨性骨质破坏，边界不清；肿瘤向外耳道发展，表现为外耳道内软组织肿块影；向前、上累及中颅窝、颈动脉岩内段、海绵窦段；向内前通过咽鼓管蔓延，表现为鼻咽部肿块，向后累及面神经、前庭窝神经，通过颈静脉孔进入后颅窝等；向下累及腮腺等结构。

Ⅰ期肿瘤小时，CT如层厚较厚容易漏诊，如合并出血时可能仅表现为积液，小结节可能被掩盖。由于CT软组织分辨差，颞骨CT高分辨扫描时软组织肿块、出血、积液、肉芽肿等难以区分，Ⅱ、Ⅲ期肿瘤易误诊为中耳炎，尤其是部分病例有流脓，流血时更易误诊。Ⅳ期骨质破坏明显，可能误诊为胆脂瘤型中耳炎或其他恶性肿瘤等。

MRI表现：由于鼓室球瘤为富血供肿瘤，增强扫描肿瘤明显强化，有利于诊断MRI具有高的软组织分辨力，有利于观察细微病变，提高病变的检查率增强扫描肿瘤明显强化。Ⅰ、Ⅱ期的肿瘤较小，T_1WI及T_2WI均呈均匀等信号，增强扫描呈显著强化。复发的肿瘤表现类似文献报道起源于Arnold的鼓室副节瘤常容易并发颈静脉球瘤，这或许与肿瘤沿着神经扩展有关，而不一定是多中心起源。

Jackson将其分为4期。局限在鼓室内小结节为Ⅰ期，肿瘤充满鼓室为Ⅱ期，充满中耳腔并长入乳突者为Ⅲ期，如果肿瘤超出鼓室累及周围其他结构时为Ⅳ期肿瘤的形态。Ⅰ期肿瘤多为类圆形，Ⅱ、Ⅲ期多在鼓室内呈铸形生长，Ⅳ期肿块呈球形。肿块分叶明显，肿瘤越大，分叶越明显。

（七）诊断与鉴别诊断

1.诊断

鼓室副神经节瘤血供丰富，邻近或侵及大血管，如术前评估不足，往往会造成术中大出血，因此术前诊断非常重要。鼓室副神经节瘤具有典型临床症状和体征，如搏动性耳鸣并听力下降，耳镜发现有紫红色肿块患者，应高度怀疑本病可能，CT和MRI的检查可以进一步确定诊断和显示肿瘤侵犯范围及肿瘤与周围重要结构、颈内动脉、颈内静脉关系。对临床症状不典型者，耳镜观察不清者，CT和MRI检查可帮助确定诊断，尤其是MRI检查鼓室副神经节瘤CT和MRI表现具有一定的特点，如鼓室内肿瘤富血管的结节或肿块，增强扫描明显强化。MRI上肿块内可见多量的小条状流空血管影，具有典型"盐和胡椒征"表现可以明确诊断。

随着免疫组织化学的发展，为本病的正确诊断提供了有力的帮助，神经元特异性烯醇化酶（NSE）是神经元和神经内分泌细胞所特有的一种酸性蛋白酶，嗜铬粒蛋白A（CgA）是神经内分泌细胞分泌的一种特异性蛋白，多在神经内分泌肿瘤中有表达，此两者可作为副神经节瘤主细胞最敏感的标志物。S-100蛋白是一种酸性钙结合蛋白，主要存在于中枢神经系统各部的星状神经胶质细胞的胞液中，主要用来标记支持细胞标记，故借助免疫组织化学技术可提高病理诊断的准确性。外耳道肿物通过病理免疫组织化学可帮助明确诊断，但是实际情况不易取活检，此时则主要依靠CT和MR影像帮助诊断。

2.鉴别诊断

（1）高位颈静脉：属先天性变异，颈静脉窝内容纳颈静脉球，颈静脉球向上隆起与鼓室下壁毗邻，二者间仅隔有一层骨板。颈静脉球有内移、外移、高位等解剖变异，正常颈静脉窝不超过蜗窗水平高位颈静脉在CT中可颈静脉窝扩大，内见软组织密度影，颈静脉窝边缘骨质光滑，无骨质破坏，采用动态CT增强扫描或行颈静脉造影可明确诊断。

（2）中耳癌：可原发于中耳也可继发于外耳道或鼻咽部等。大多数有慢性中耳炎的病史，以鳞状细胞为多见。表现为外耳道出血或有血性分泌物，常伴有面瘫、眩晕，晚期可侵犯第Ⅴ、Ⅳ、Ⅹ、Ⅺ、Ⅻ颅神经而引起相应症状，并可向颅内转移检查可见肉芽，质脆易出血。单纯CT平扫，由于颞骨CT平扫，软组织密度小结节，与慢性炎症的肉芽肿、液体分辨不清，鼓室内Ⅰ、Ⅱ及Ⅲ期CT亦误诊为中耳炎、胆脂瘤、肉芽肿尤其是鼓室副节瘤合并中耳炎、出血，小结节被掩盖，此时应行增强扫描或MRI检查有助于鉴别而薄层、3D容积扫描可提高其发现微小病变的敏感性。Ⅲ型和Ⅳ型鼓室副节瘤CT表现为乳突及岩部不规则骨质破坏及软组织肿块影时，易误诊为中耳癌等恶性肿瘤，增强扫描两者可鉴别。中耳癌肿瘤中心坏死明显、静脉注射对比剂后多为边缘强化，而鼓室副节瘤血管丰富、坏死少，增强扫描显著强化。由于MRI软组织分辨率高，MRI征象有一定特点。因此，鼓室球瘤应首选MRI检查，提高术前诊断的敏感性和准确率。

(3) 胆固醇肉芽肿：胆固醇肉芽肿是由于引流受阻与颞骨气房细胞之间换气不足引起的机体对胆固醇结晶和破裂红细胞血铁异物刺激的巨噬细胞反应。耳镜检查可见鼓膜呈淡蓝色或棕褐色耳溢液，患者多有耳闷胀感，伴耳鸣及听力下降。CT影像学检查可见乳突气房模糊，鼓室内可见无特异性、无增强的软组织阴影，难以与副神经节瘤、胆脂瘤等鉴别。而通过其在MR的T1和T2加权均可表现为高信号强度可相鉴别

（八）治疗

1.颈静脉球瘤的治疗

(1) 手术治疗：颈静脉球瘤位置较高，位于颅底，手术切口采用T形切口，为了手术视野清晰，术中可行下颌骨角部锯开，以充分暴露肿瘤。值得一提的是由于颈静脉球瘤位置高，对于肿瘤与颈内动脉黏连严重的患者，促使颅脑血管侧支循环的建立尤为重要，因为一旦颈动脉不能保全而切除颈内动脉，局部血管重建非常困难。

(2) 放射治疗：颈静脉球瘤分类按Fisch提出的方法分为A、B、C、D4型。对部分晚期肿瘤，尤其是D型病例，近年有人提出立体定向放射治疗，Foote等报道25例颈静脉球瘤患者经受过立体定向放射处理，在平均随访37个月之后，所有患者肿瘤均未生长，但副神经节瘤本身生长缓慢，对其疗效评价需通过长期随访研究对于大多数颈静脉球瘤，血管栓塞可减少术中出血，应在术前72小时内完成。但对颈动脉体瘤和迷走神经节瘤是否予以栓塞，仍有争议。

(3) 栓塞治疗：有报道在术前行肿瘤介入栓塞可使肿瘤供血减少及肿瘤缩小，从而减少术中出血量，为手术切除创造有利条件。李松奇等认为术前1天行栓塞治疗既可减少出血，又可避免栓塞治疗造成周围组织水肿，不失为一种较好的配合手术的治疗方式。对于不能手术的患者，有学者提出通过血管栓塞减慢肿瘤生长。

颈静脉球瘤的供血动脉主要来自颈外动脉分支，如咽升动脉、耳后动脉、枕动脉：当肿瘤侵犯后颅凹、硬膜外时，椎动脉之脑膜支参与供血；如肿瘤破坏硬脑膜生长入后颅凹内，小脑后下动脉及前下动脉也可参与供血；若肿瘤向上生长侵犯斜坡，颈内动脉脑膜垂体干之脑膜支参与供血。根据肿瘤的供血动脉及染色范围，可明确确定肿瘤的部位、大小、侵犯范围。

2.鼓室体副神经节瘤的最佳治疗方法

还存在一定争议，放疗外科学使用外线束治疗该肿瘤被认为是安全有效的新方法。手术切除也是一种选择，但它可能带来较多的并发症，充分做好术前的准备，如术前介入栓塞，以减少术中出血，确保术野清晰，对提高治愈率有一定作用。放疗是化学感受器瘤的常用治疗手段，特别适用于鼓室内、颈静脉球的肿瘤，有岩骨、枕骨、颈静脉窝破坏或出现颈静脉窝综合征的患者，放疗也是化学感受器瘤的有效治疗手段，对于有颅神经麻痹、颅底骨破坏或肿瘤邻近重要结构（如大血管）的患者，单纯放疗或术后放疗的疗效优于单纯手术，而且并发症较少。放疗后肿瘤体积稳定和临床症状好转是判定肿瘤局部控制的主要指标。目前化学感受器瘤的常用放疗剂量是45～50Gy，1.8～2Gy/f，推荐采用放疗计划系统进行剂量优化，以尽量降低周围正常组织并发症。

三、迷走神经副神经节瘤

（一）概述

迷走神经副神经节瘤仅占头颈部副神经节瘤的5%，文献只见其个案报道。以女性患者较多，男女比例为1：2.7，高峰发病年龄为45～50岁。多数为单发性，10%～25%为多发性，可为双侧性或与其他部位的副神经节瘤同时存在。该肿瘤可位于沿迷走神经走行的任何部位，其中以颈静脉神经结和结状神经节区域最为多见。肿瘤常为非功能性，表现为上颈部缓慢生长的无痛性肿块，83%的病变位于下颌角后方，在颅底和舌骨之间，位于下颈部者罕见。

迷走神经副神经节瘤的恶性率高达10%～21%，肿瘤可发生局部侵袭和转移，经常转移至区域淋巴结，少数转移至骨骼、肺和肝脏等部位。

（二）发病机制

迷走神经副神经节瘤一般认为来自颈段迷走神经内结状节水平的副神经节细胞小团，这些副节组织分布于迷走神经下节（结状神经节）以及沿迷走神经散在分布的神经束衣或神经纤维小束间。

（三）临床表现

迷走神经副神经节瘤表现为无痛性、缓慢生长的肿块，常位于颈动脉分叉处上方，咽旁间隙内。病变在后期大约30%患者会出现迷走神经、舌下神经、副神经和舌咽神经等颅神经的受累征象，最常见的症状是：声带麻痹、声嘶、舌运动无力或由于迷走神经损伤所致的吞咽困难。约25%的患者伴有颈部交感链的压迫或侵犯，出现霍纳综合征。功能性肿瘤可分泌过多的儿茶酚胺产物，引发阵发性的高血压，并可有易怒、心悸等表现。如为恶性迷走神经副神经节瘤，可观察到附近肿大的淋巴结，位于颈静脉孔区者可以侵犯邻近的斜坡、寰椎和中耳等骨性结构。但是来源于结状神经节的恶性肿瘤却很少破坏颅底骨质，少数可跨过颈总动脉分叉向下发展。

迷走神经副神经节瘤的MRI表现：大多数迷走神经副神经节瘤位于上颈部的咽旁间隙，在颈总动脉分叉水平以上，呈类长圆形，轮廓有时不规则，边界则较清楚，肿瘤向上发展可到达颅底区域，甚至可经过颈静脉孔进入后颅窝，呈哑铃状，形似来源于颈静脉孔的肿瘤。位于中颈部和下颈部的肿瘤非常少见。功能性和非功能性迷走神经副神经节瘤的MRI信号无明显差别。肿瘤的信号可以均匀，在T1WI经常呈中等信号，在T2WI呈较高信号到高信号。当肿瘤较大时，信号常不均匀，可以出现液化、坏死及出血。纤维组织丰富者可以在T2WI出现低信号区。副神经节瘤的血供非常丰富，肿瘤内常有粗大的动静脉血管，当合并缓慢的血流或出血时，在MRI上经常可表现为"盐和胡椒征"，该征象最初为1987年Olsen等在T2WI上描述，后来发现在T1WI和增强T1WI上也可以出现。不过，该征象一般只见于较大的肿瘤，直径小于1cm的肿瘤一般不会出现。Gd-DTPA增强扫描后，该肿瘤早期即有快速的明显强化，因对比剂廓清很快，其强化程度迅速下降，较大的肿瘤因常有坏死和出血，强化多不均匀。

迷走神经副神经节瘤紧邻颈部大血管，应用MRA技术可无创性地观察肿瘤的血供情况及其与大血管的关系，有助于对病变的定性诊断。在MRA上，该肿瘤经常导致颈动脉向前、内或前内侧移位，并与颈内静脉分离，颈总动脉分叉则无扩大。

（四）诊断及鉴别诊断

如患者有声音嘶哑、声带麻痹或进食时呛咳、按压肿块引起咳嗽等迷走神经受累症状和体征，影像学显示颈动脉分叉以上颈内动静脉之间的占位时，则可支持确诊为迷走神经副节瘤。

应与转移癌相鉴别，术前空芯针穿刺活检有助于明确诊断。超声检查具有准确率高、无创伤及价格低的优点，但不能提供多方位的图像以了解肿物与血管的关系，CT或MRI检查与彩超检查可互为补充，CT扫描检查定位最为确切，能显示肿瘤大小、边界与毗邻脏器关系，对术前估计能否切除肿瘤有特别重要的意义，同时提示神经源性肿瘤或颈动脉体瘤。

（1）颈动脉体瘤和颈静脉球瘤：都属于副神经节瘤'也经常出现"盐和胡椒征"，但前者位于颈总动脉的分叉部，分叉的角度明显增大，肿瘤位置相对较低，很少生长到颅底区域；后者在侵犯中耳和颈部之前，通常已经侵蚀了颈静脉孔，并可生长进入颈内静脉。迷走神经副神经节瘤只有很大时才会侵蚀颈静脉孔结构，颈内静脉只会受压移位，而不会被肿瘤长入。

（2）神经源性肿瘤：为最常见的颈部肿瘤，来源于颅神经或颈部的交感干，其中约半数的神经鞘瘤来源于迷走神经，肿瘤常呈卵圆形，可位于咽旁间隙，也可贯通颅底的神经通道，瘤内一般不会出现"盐和胡椒征"，其强化程度也常相对较低。

（3）肿大的淋巴结：结节病、淋巴瘤和转移瘤等病变经常引起颈部淋巴结肿大，但其位于颈动脉鞘外，数目经常较多、相互分离、围绕血管分布，很少引起血管的显著推移。

另外，除转移性甲状腺癌等个别肿瘤可出现"盐和胡椒征"外，淋巴结内一般不会出现血管流空信号。

（五）治疗

头颈部副神经节瘤治疗方式的选择取决于肿瘤的大小、患者的年龄、健康状况、治疗前的症状和体征、治疗的并发症和手术的难易程度最有效的治疗是手术切除。

与颈静脉球瘤及颈动脉体瘤相比，迷走神经副神经节瘤主要是推移颈动脉，手术分离相对容易，但注意尽量减少损伤周围组织。颈侧入路简单且能充分暴露肿瘤，适合于原发于迷走神经的副神经节瘤手术切口一般采用颈侧斜切口，即使是多灶性发病，亦应尽量争取手术切除。

有研究显示放疗也可获得有效的局部控制，术后选择放疗可在一定程度上巩固疗效，提高远期存活率。对于无法切除的肿瘤也可采用放疗，对恶性者可辅以放疗和化疗。

四、甲状腺、甲状旁腺副神经节瘤

（一）概述

甲状腺副神经节瘤相当罕见，所有病例均发生在女性，平均年龄48岁（9~73岁）。可能由甲状腺包膜内的副神经节细胞形成，，甲状旁腺副神经节瘤见于老年患者，可能与"异位"有关。以下甲状旁腺发病更为多见。甲状旁腺位置变异较大，可发生在第4、5鳃囊器官，如胸腺、纵隔，邻近食管、大血管等处

（二）临床表现

大多数患者表现为无症状的颈部肿块。

（三）病理

肉眼所见，典型的甲状腺内副神经节瘤界限清楚，包膜完整，灰褐色至棕褐色。平均3mm大小。

镜检及免疫组化，与其他部位典型副节瘤一致，

（四）治疗

手术治疗是最佳方法。

第四章　头颈部恶性淋巴瘤

淋巴瘤是头颈部常见的恶性肿瘤之一，有学者认为恶性淋巴瘤（ML）为头颈部第二常见恶性肿瘤近年来头颈部恶性淋巴瘤发病率有上升趋势，其中非霍奇金淋巴瘤（NHL）在头颈部的发生率远高于霍奇金淋巴瘤（HL），且早期无特殊体征，容易误诊，预后较差。现就HL和NHL的流行病学、病因学、分子生物学等方面进行阐述。

第一节　恶性淋巴瘤流行病学

恶性淋巴瘤（ML）是对淋巴系统肿瘤的统称，可分为两大类：霍奇金淋巴瘤（HU）和非霍奇金淋巴瘤（NHL）。两组又进一步分为若干亚型。ML约占美国全部恶性肿瘤的5%，居肿瘤发病率的第11~13位HL的高发区为北美、两欧，NHL的高发区为西欧（发病率>10/10万）、美国（发病率>15/10万）及中东，中国和日本为低发区（发病率5/10万）。近年来，总的趋势是HL的发病率略有下降，NHL的发病率明显上升，尤其是在经济发达地区。城市的发病率高于农村，男性高于女性。同欧美国家相比，我国结外受侵者占全部患者的30%以上，高于欧美国家，且我国ML的恶性程度高于欧美国家。

关于HL和NHL的发病因素目前还不是很明确。流行病学调查认为，恶性淋巴瘤的发病与感染、免疫缺陷、遗传倾向有关，其他可能的危险因素包括社会经济地位、受教育程度、住所的大小及小型家庭、职业和环境因素、饮食吸烟及血液输注等。正是由于多种因素的共同作用导致了不同阶段的免疫活性细胞分化和增殖异常，从而引起疾病随着分子生物学技术的进步，人们对ML的复杂病因的研究取得了一些进展，然而，由于对ML尤其是对NHL的复杂病理分型、不同生物学行为、流行病学及风险因素的认识有限，导致其病因目前尚不明确。尽管如此，宿主免疫功能、感染性因素及其他环境因素的相互作用，似乎是所有ML发病的共同因素。

一、霍奇金淋巴瘤

（一）流行病学

霍奇金淋巴瘤的流行病学较为复杂，主要因地域、性别、年龄、种族不同而有所差异。总之，与发展中国家相比，在发达国家霍奇金淋巴瘤更易发，且好发于年轻女性，结节硬化型最常见。在西方国家，霍奇金淋巴瘤具有明显的年龄双峰特征，第一个峰在15~

40岁，第二个峰在55岁之后。而在发展中国家，好发于男性，混合细胞型最常见，我国亦如此。第一个高峰不太明显，一般在5~15岁，第二个高峰也在55岁之后，这种流行病学特点提示第一个高峰可能与一种病毒感染因素有关。在发展中国家这种病毒感染发生较早，而在发达国家由于社会经济等多种原因使得初次感染发生延迟。中国的流行病学与西方国家是不同的，中国的发病率较低，约占所有淋巴瘤的10%，但儿童的霍奇金淋巴瘤发病率较高，占所有淋巴瘤的33%~53%，好发于男孩。混合细胞型和淋巴细胞消减型的侵袭性较强。出现这种现象的原因至今仍解释不清楚，另外，霍奇金淋巴瘤的组织学类型也与年龄有关，如在发达国家，结节硬化型主要见于15~34岁，而在发展中国家，混合细胞型主要见于5~15岁。

（二）病因学

1.感染因素

在病毒因素方面，病毒病因学说认为，HL是感染普通病毒一段时期以后所发生的一种疾病，同时感染病因学与HL的临床特征有关，例如发热、盗汗、体重减轻和血沉增加等。

（1）EB病毒（EBV）：在一部分HL患者的Rs细胞中可以检测到EBV的核酸和蛋白。发展中国家EBVDNA患者的检出率比发达国家的要高，发达国家的贫穷人群和儿童HL患者EBV的阳性率与发展中国家的检出率一样。在美国和北美洲有30%的HL患者EBV核酸和蛋白（+），以及在一些发展中国家，如非洲、亚洲和拉丁美洲EBV核酸和蛋白的阳性率接近100%。但是EBV好像只与儿童和老年HL患者有关，而在年轻HL患者中很少检出。在西方国家，经典型HL患者约5%为EBV（+），结节硬化型中15%~30%为EBV（+），混合细胞型70%可检测到EBV的DNA。Alexander等认为，EBV可能是HL的转化因素，与EBV相关的传染性单核细胞增多症（IM）患者发生HL的危险性增加了2~3倍，IM病史与HL的发病危险性存在正相关联系[比值比（OR）=2.43，95%可信区间（CI）=1.10~5.33]，而且与EBV（+）的HL呈正相关（OR=9.16，95%CI=1.07~78.31）。虽然在HL患者肿瘤细胞中可检测到EBV，但是并非所有HL患者均EBV（+），所以EBV感染只是部分HL的危险因素。

（2）人类免疫缺陷病毒（HIV）：在感染H1V的患者中，HL的发病率呈上升趋势。旧金山最近的一项以人群为基础的关于HIV-HL的研究发现，HIV-HL患者中90%是EBV（+）。HIV导致淋巴瘤是仅仅与普通的免疫缺陷有关，还是HIV特殊的蛋白所致，还是HIV导致的免疫失调引发的淋巴瘤目前还不是很清楚。

（3）麻疹病毒（MV）：有报道发现，在HL患者组织中可找到MV抗原和MVRNA。最近的关于在怀孕期间或围产期暴露于MV与HL发病的流行病学研究证实了MV和HL之间有关的假设。

2.遗传倾向

最近的一项研究分析了瑞典癌症登记处的统计数据，并与健康人群作配对比较，发现

HL在家族遗传性肿瘤中位居第四。Mack等发现，在179例同卵双胞胎HL患者中有10对双胞胎同时患有，HL家族中有NHL或慢性淋巴细胞白血病病史的人群中，HL的发病危险性增加。

3.社会经济学地位

长期以来研究者发现，HL的发病率与较高的社会经济学地位有关：某人的社会经济学地位越高，患HL的危险性越大，但还没有得到确证。加利福尼亚的一项研究调查了HL各亚型的发病率与患者所在生活地区的社会经济学地位的关系，发现两者的相关性只见于年轻人（15~44岁）结节硬化型HL和白种人及西班牙男性老年人（≥45岁）的混合细胞亚型。

4.其他

HL的发病可能还与小型家庭、居住在独幢房屋、受过相对较高的教育有关，可能的机制是因为这样的人群在儿童时期患病毒感染性疾病要迟于一般人群。另外，也有报道认为男性农民是HL的高危人群，但没有证实特异的致病因素。该职业所接触的除草剂、杀虫剂和微生物可能是发病的主要因素。同样，有研究发现木工患NL的危险性增加，病因尚不明了。

二、非霍奇金淋巴瘤

（一）流行病学

在美国，NHL约占年新发肿瘤病例的4%，不同于HL，NHL的年龄-发病曲线成指数上升，10岁以下相对少见，发病率在10~25岁间缓慢上升，其后开始急剧上升，55岁之后上升最为显著。

在美国，1993~1997年间，NHL的总年龄调整发病率是16/10万人年，年龄调整死亡率6.9/10万人年，以年龄分层时，各年龄组间有很大差异：65岁以下的发病率是9.3/10万人年，而65岁以上是77/10万人年。1989~1996年，年龄调整的5年相对生存率是51.6%.年轻患者生存率是55.1%，年长患者生存率是47.1%，男性发病率高于女性，男性死亡率也略高于女性。

NHL的发病率存在显著的地域差异，发达国家高于不发达国家HL的发病率在过去的10年间基本保持稳定，但NHL的发病率在最近25年间有很大程度的上升。1973~1997年，美国的NHL发病率共增加了81%，平均每年增长3%~4%，男性每年增加3.35%，女性每年增加2.4%。同期美国NHL的年死亡率也有显著上升，男性每年上升2.0%，女性每年上升1.85%，发病率的增长一方面与诊断方法的改进有关，更多的解释是获得性免疫缺陷综合征（AIDS）引起了相关淋巴瘤的增加，尤其是中枢神经系统淋巴瘤的发病率明显提高，但更加广泛的研究表明上述原因只能解释50%的发病率增加。

东南亚国家的NHL发病率相对较低，多为侵袭性或高度侵袭性淋巴瘤。外周T细胞淋巴瘤及原发结外的淋巴瘤更多。滤泡性淋巴瘤少见。我国NHL的发病率明显低于欧美国家，根据全国肿瘤研究办公室与卫生部统计信息中心公布的部分试点市县恶性肿瘤的发病情况，大城市中NHL占全部恶性肿瘤的1.5%～2%，1988～1992年发病率为2/10万～5/10万，1993～1997年发病率为3/10万～6/10万，有较明显的增加，男性发病率高于女性，各年龄组的发病率随着年龄的增加逐渐升高。

（二）病因学

1.遗传因素

对于家族中有恶性血液病史者，其NHL的发病危险性明显高于普通人群2～4倍，其他肿瘤的家族史似乎并不增加NHL的易感性。这种家族性的NHL可能与各种免疫机制异常有关，所以遗传易感性也可能是一种危险因素，

2.免疫因素

免疫抑制包括先天性免疫缺陷和后天获得性的以及药物治疗引起的免疫抑制。

（1）先天性免疫缺陷：约有25%的先天性免疫缺陷患者可发生肿瘤，其中50%为NHL。

（2）获得性的免疫缺陷：最好的证据是AIDS患者NHL的发病率增高。

（3）自身免疫性疾病：干燥综合征患者患NHL的危险性是一般人群的40～44倍；也有报道类风湿关节炎患者的NHL发病危险性增加，其可能与免疫功能的变化有关。意大利的一项研究提出NHL的发病率增加与腹部疾病有关，例如肠炎患者NHL发病危险性略增加，这种现象同样被美国的一项研究所证实，并说明NHL的发病危险性增加了9倍，可能与肠黏膜对环境中致癌因素渗透性增加、抗原刺激、慢性增生、细胞因子的释放、免疫抑制等有关。

（4）免疫抑制治疗：随着免疫制剂的发展和在组织器官或干细胞移植及自身免疫性疾病中应用的增加，NHL的发病率也增加。小肠炎患者应用免疫制剂治疗后比未使用者的发病危险性增加了5倍，比普通人群增加了10倍。器官移植术后的人群患NHL的危险性增加了6倍。

3.感染因素

（1）EB病毒（EBV）：引起淋巴系统恶性肿瘤的主要病原体EBV，不仅与HL的发病有关，而且也与NHL的许多亚型有关。与EBV有关的NHL包括Burkitt淋巴瘤、淋巴瘤样肉芽肿病、NK/T细胞淋巴瘤、某些血管免疫母细胞淋巴瘤及肠道T细胞淋巴瘤等。在AIDS患者继发的NHL中，尤其是中枢神经系统淋巴瘤，绝大多数呈现EBV（＋）。器官移植后的患者也容易发生B细胞肿瘤。EBV不仅见于这些免疫缺陷的人群，而且几乎100%的地方性Burkitt淋巴瘤机体中可检测到EBV，但是在地方性区域之外散发性的淋巴瘤患者中很少检测到EBV。

（2）人类T细胞淋巴瘤/白血病病毒（HTLV-1）：HTLV-1可以引起人类T细胞发生瘤样转化而导致成人T细胞淋巴瘤/白血病（ATL），是ATL的病因。但是绝大多数HTLV-1感染的个体是无症状携带者，仅1%～5%发展为ATL，如此低的发病率和相当长的潜伏期

表明可能还有其他因素与 ATL 的发病有关。HTLV-1 也与皮肤 T 细胞淋巴瘤（CTCL）有关。大量的研究在 CTCL 患者的肿瘤组织样本中找到了 HTLV-1 相关的前病毒序列。一项在巴西东北海岸的研究，通过 SouthernBlot 方法在一些蕈样霉菌病样皮肤淋巴瘤中找到了结合有 HTLV-1 的前病毒序列。但是，也有研究不能证实在蕈样霉菌病和干燥综合征患者中可检测到 HTLV-1 的序列，所以 HTLV-1 是否为 CTCL 的病因尚有争议。

（3）HIV：NHL 是 AIDS 相关性肿瘤之一。AIDS 患者患 NHL 的危险性是普通人群的 60～100 倍。在旧金山，80 年代，25～44 岁男性 NHL 的发病率明显增高，与 HIV 流行相平行；在采取了有效的预防和保护措施及抗病毒治疗后，到 90 年代，HIV 的感染和 AIDS 的发生有所下降。但是，由于长时间的免疫缺陷（因为高效抗反转录病毒治疗使 AIDS 患者的生存期延长），约 10% 的 AIDS 患者发生了 NHL。HIV 与男同性恋当中 NHL 发病率增加有关，所有肿瘤的标化发病率（SIR）是 1.6（95%CI=1.4～1.8），而 NHL 的发病率则大幅上升（SIR=12.7，95%CI=11.0～14.6），HL 的也有所增高（SIR=2.5，95%CI=1.5～3.9）。AIDS 相关的 NHL 大部分是结外病变，几乎可以累及所有的结外部位，且预后不佳。

（4）丙型肝炎病毒（HCV）：HCV 感染可能是 II 型原发性混合型冷球蛋白血症的致病因素，II 型原发性混合型冷球蛋白血症是一种免疫复合物介导的 B 细胞克隆增殖性病变，HCV 与 B 细胞、T 细胞淋巴瘤的 OR 值分别是 6.2 和 16.4，可以表明 HCV 在淋巴瘤病因学中的作用。在意大利的 B 细胞肿瘤的患者中 HCV 的感染率为 20%～40%。

（5）幽门螺杆菌（HP）和空肠弯曲杆菌：黏膜相关性淋巴瘤（MALT-NHL）是发生于淋巴结结外黏膜或上皮组织的 B 细胞恶性肿瘤，以胃肠道黏膜相关性淋巴瘤最常见，大量的病例对照研究已经证实 HP 感染与胃的 NHL（MALToma）发病有关。Wotherspoon 等报道 450 例 HP 相关性胃炎患者，其中 125 例显示有淋巴组织增生，B 淋巴细胞浸润上皮，具有 MALT 淋巴瘤的特点，同时检测 110 例胃 MALT 淋巴瘤，发现 92% 有 HP 感染而且新近研究提示胃低级 MALT 淋巴瘤可以通过杀灭 HP 后达到完全消退。同样，与空肠弯曲杆菌有关的小肠免疫增殖性疾病，在早期可见小肠淋巴结增生肥大，在疾病的后期很有可能转变为恶性 NHL。

（6）最近发现鹦鹉衣原体与眶部淋巴瘤的发生有关，在这些淋巴瘤患者的肿瘤组织和外周血的单核细胞中普遍存在该衣原体的感染。对该病原体行根除性治疗的临床疗效观察结果也支持该观点，也有关于人类疱疹病毒（HHV-8）与 NHL 发病有关的报道，在所有的 kaposis 肉瘤和部分 NHL 的体内可检测到 HIIV-8 的序列。

4.环境和职业因素

通过对各种职业和环境中可能存在的危险因素的观察分析，发现如下因素为 NHL 发病的危险因素。

（1）染发剂：一些研究报道使用染发剂的人群是 NHL 的高危人群美国在 1996～2002 年开展了一项以人群为基础的病例对照研究来检验终身使用染发剂与 NHL 关系，发现 1980 年前使用染发剂的女性是 NHL 的高危人群（OR=1.3，95%CI=1.0～1.8）；通过对所使用染发剂的类型和 1980 及其后才开始使用染发剂的女性的疾病类型的分析，发现那些使用持久深色染发剂超过25年的人（OR=2.1，95%CI=1.0~4.0）和使用200次以上者（OR=1.7，95%CI=1.0~2.8），其滤泡型、B细胞型和低度恶性淋巴瘤的发病危险性明显增加。到目前为止还不知道为什么只有在1980年之前开始使用染发剂的女性的NHL的发病危险性增加，更进一步的研究需要说明上述现象是反映了过去20年染发剂的成分发生了改变，还是现在仍在使用染发剂的女性只是处于疾病的潜伏期但也有研究不支持该观点。

（2）多数研究表明农业工作者比其他职业患NHL的危险性要高，可能与他们接触除草剂、杀虫剂及某些微生物有关。由于除草剂的广泛使用，尤其是2,4-二氯苯氧基乙酸的使用，致使NHL的发病危险性增加了2~8倍。而且经研究证明接触农药的残余物也是NHL潜在的高危因素，因为这些组分是亲脂性的且可残存很长的时间。因此经过长期接触，即使接触量很小也会在体内不断蓄积，从而产生慢性毒性作用。

（3）关于接触苯与NHL发病危险性之间的关系的研究大概是从1979年的一篇文章开始的。该文章认为，接触苯可以使NHL发病危险性增加，此后也有大量的研究报道接触苯可以增加NHL的发病危险性。但是最近的两项研究表明，接触苯并不能增加NHL发病危险性。而接触除苯之外的其他溶剂可以使NHL的发病危险性增加30%，并且存在剂量-效应关系。

（4）激素：最近的研究发现激素替代治疗与NHL发病危险性有轻微的正相关性，是滤泡型NHL尤其是淋巴结的滤泡型NHL的高危因素，但不是弥漫型或小细胞型NHL的高危因素。无论曾经使用或目前正在使用激素替代治疗者，长时间使用均可使滤泡型NHL发病危险性增加，虽然还没有证实，但有一些证据支持该观点：除滤泡型NHL之外的各亚型发病率均是男性比女性高，而滤泡型则是男女发病率大致相同；1978~1997年美国某州的女性滤泡型NHL的发病率与乳腺癌的发病率相似，来自SEER的关于白种女性乳腺癌的发病率的数据也显示了相似的情况。可能的机制是卵巢激素，尤其是雌激素，影响到免疫机制进而影响到淋巴细胞生成。

5.生活习惯

（1）饮食：Grant关于饮食结构、吸烟与淋巴瘤的研究发现，脱脂牛奶与淋巴瘤的发病危险性的关联性最强，并且经过病例对照研究和挪威的前瞻性研究所证实，发现该类NHL患者存在异常的钙代谢，从而认为从牛奶中摄入过多的钙是淋巴瘤的高危因素。但也有研究证实这种关系仅限于女性，对于男性没有意义。其他相关研究则发现老年人摄入过多的动物蛋白和动物脂肪可增加NHL的发病危险性，而通过对于385例白种NHL患者和1432例对照人群消费的30多种食物的研究发现，男性摄入较多的维生素C、胡萝卜素、柑橘和深绿色蔬菜可以降低NHL的发病危险性，但是对于女性没有意义。同样，也有研究发现摄入较多的水果和蔬菜可以降低NHL的发病危险性。

（2）吸烟：最近来自美国、欧洲和澳大利亚的关于吸烟与NHL发病危险性的研究，通过对6594例病例和8892例对照的研究发现吸烟与NHL的发病危险性存在轻微的关系（OR=1.07，95%CI=1.00~1.15），主要是与滤泡型NHL的关系密切，而且发现正在吸烟者（OR=1.31，95%CI=1.12~1.52）比曾经吸烟者（OR=1.06，95%CI=0.93~1.22）患滤泡型

NHL的OR值要高；与不吸烟者相比，吸烟者患滤泡型NHL的OR值增加了45%。另外三项病例对照研究联合分析得出，对于妇女来说，吸烟与患NHL的危险性成正相关关系，但是没有明确的证据说明男性吸烟与患NHL的关系。

（3）饮酒：一项在女性中开展的病例对照研究分析了NHL发病危险性与饮酒之间的关系，结果显示，与不饮酒者相比，每年至少饮用12瓶任何类型酒的女性，其NHL的发病危险性略微降低，进一步对酒的类型分别研究证实主要是与葡萄酒饮用量有关，且饮用量越多，危险性越小，饮用40年以上者发病危险性可降低40%。

6.其他

如紫外线照射、有输血史也被认为是NHL的危险因素。但是关于紫外线照射可增加NHL的发病危险性的研究结果并不十分一致，一般认为放射线接触不会增加NHL的发病危险性，诊断或治疗时接触的放射线也不会导致NHL，HL放疗后继发的NHL似乎也与放疗无关，更有可能是由于治疗所引起的免疫抑制。

第二节　恶性淋巴瘤的分期

一、霍奇金淋巴瘤的分期

分期的依据：病史、体格检查、血液分析、影像学检查、初步的活检报告以及其他所需的活检结果。

（一）结外病变（E）

（1）韦氏环、胸腺和脾脏，虽在淋巴结外，仍属于淋巴系统，不是结外病变。

（2）在AnnArbor分期系统中，对淋巴系统外病变与Ⅳ期病变的一些区分不是十分清楚。

（3）修订的AJCC分期系统，将结外病变定义为邻近于受侵淋巴器官的淋巴系统外部位的侵犯，不必标明是直接侵及。

（4）结外病变举例。

①肺门或纵隔淋巴结蔓延至肺实质。

②大的纵隔包块蔓延至前胸壁和心包（两个淋巴系统外部位侵犯）。

③受侵髂淋巴结邻近的髂骨侵犯。

④主动脉旁淋巴结受侵合并腰椎体的受侵。

⑤内乳淋巴结蔓延至胸膜。

⑥邻近于受侵颈部淋巴结的甲状腺受侵。

⑦细胞学检查阴性或不明的胸膜腔积液或心包积液不属于结外病变。

（二）淋巴结受侵

（1）诊断的依据可以是体检、影像学检查或活检。

（2）对 Ann Arbor 分期系统的修改锁骨下淋巴结区归为腋窝下淋巴结区的一部分，因这两个解剖学分界标志很难区分。

（3）其他淋巴结构：脾脏、阑尾Peyer集结、韦氏环和胸腺。

（三）脾受侵

（1）影像学发现脾脏内一个或多个任何大小的结节。

（2）经活检、脾切除由病理证实的侵犯。

（3）体检或影像检查发现的单纯脾大不足以支持脾受侵的诊断。

（4）脾受侵用字母"S"表示。

（四）肝受侵

（1）影像学发现肝内一个或多个任何大小的结节。

（2）经活检由病理证实的侵犯。

（3）体检或影像检查发现的单纯肝大不足以支持肝受侵的诊断。

（4）肝受侵用字母"L"表示。

（5）肝受侵为播散性的淋巴系统外病变（Ⅳ期）。

（五）骨髓受侵

（1）疑有骨髓受侵时，必须进行活检证实。

（2）活检应选择临床或影像学认为未受侵的部位。

（3）骨髓受侵用字母"M"表示。

（4）骨髓侵犯为播散性的淋巴系统外病变（Ⅳ期）。

（六）肺受侵

（1）由邻近的纵隔或肺门淋巴结直接蔓延导致的一叶或多叶肺受侵为结外病变。

（2）任何数目的肺内结节性病灶为播散性的淋巴系统外病变（Ⅳ期）。

（3）肺受侵用字母"L"表示。

（七）侵犯部位的标示

侵犯部位用字母以下标的方式表示。

侵犯部位已由活检证实，下标字母后加（＋）。

活检结果没有侵犯，下标字母后加（－）。

临床认为有组织或器官的侵犯，但没有活检证实，不用加任何符号。

1.Ⅰ期

（1）单一淋巴结区受侵（Ⅰ）。

（2）单一结外器官或部位的局限受侵且无任何淋巴结受侵（ⅠE）。

2.Ⅱ期

（1）横膈同侧的两个或多个淋巴结区受侵（Ⅱ）。

（2）横膈同侧的单一结外器官或部位的局限受侵伴有区域淋巴结受侵，可伴有成不伴；有其他淋巴结区受侵（ⅡE）

（3）受侵的区域数目可以用脚注标出，例如Ⅱ3。

3.Ⅲ期

（1）横膈两侧的淋巴结区受侵（Ⅲ）。

（2）可伴有受侵淋巴结邻近的结外侵犯（ⅢE）。

（3）或伴有脾脏受侵（ⅢS）。

（4）或两者均受侵（ⅢE，S）。

4.Ⅳ期

（1）弥漫或播散性的一个或多个结外淋巴器官受侵，可伴有或不伴有相关淋巴结受侵。

（2）孤立的结外淋巴器官受侵而无邻近区域淋巴结受侵，但是伴有远处部位的侵犯。

（3）肝或骨髓的任何受侵，或肺的结节样受侵。

（4）Ⅳ期的受侵部位可用前面所列的标记标出。

二、非霍奇金淋巴瘤的分期

Ann Arbor分期用于NHL时出现了许多问题，但Ann Arbor分期应用30多年，已被作为描述解剖学疾病范围的最好方法，AJCC和UICC把Ann Arbor分期作为适用于描述HL和NHL的解剖学疾病范围的正式分期系统。

（一）淋巴结区的定义

（1）1965年在Rye会议上确定。

（2）该分区并不是基于任何生理学原则，而是由习惯而形成的共识。

（3）主要淋巴结区如下：颈淋巴结区（包括颈、锁骨上、枕后和耳前淋巴结），左、右腋窝淋巴结，左、右锁骨下淋巴结，纵隔淋巴结，左、右肺门淋巴结，主动脉旁淋巴结，肠系膜淋巴结，盆腔淋巴结，左、右腹股沟淋巴结。

（4）还可以侵犯滑车上淋巴结、腘窝淋巴结、内乳淋巴结、枕部淋巴结、颏下淋巴结、耳前淋巴结，以及其他很多小淋巴结区。

（二）结外受侵的定义

有结外受侵的淋巴瘤分期时应使用"E"作后缀。例如：甲状腺淋巴瘤伴有颈部淋巴结受侵的分期为ⅡE期，而淋巴瘤仅侵犯颈部淋巴结为Ⅰ期。

（三）淋巴结受侵

（1）临床发现淋巴结肿大，有合理原因可以不做病理学检查（如果可疑淋巴结的受侵与否决定了治疗策略，应当对其做活检）。

（2）X线平片、CT或者淋巴管造影发现淋巴结肿大。淋巴结大于1.5cm则认为异常。

（四）脾受侵

（1）有明确的可触及的脾肿大。

（2）或触诊可疑的脾肿大并有影像学检查证实（超声或CT）。

（3）或既有脾肿大又有非囊性和血管性的多发病灶（仅有影像学的脾肿大不能确诊）。

（五）肝受侵

（1）非囊性和血管性的多发病灶。

（2）无论有无肝功能检查异常，仅有临床上的肝肿大则不能确诊。

（3）肝功能检查异常或影像学可疑时，可行肝活检以确定是否肝受侵。

（六）肺受侵

（1）有肺实质受侵的影像学证据（排除其他可能的原因，特别是感染）。

（2）可疑病例可行肺活检证实。

（七）骨受侵

采用适当的影像学检查证实。

（八）中枢神经系统受侵

（1）脊髓硬膜内沉积物，或脊髓，或脑膜受侵，诊断依据临床病史和X平片、脑脊液、脊髓造影、CT和（或）MR检查的证据。

（2）在有其他结外受侵部位时，如有颅内占位病灶就应该考虑到中枢神经系统受侵。

（九）骨髓受侵

采用骨髓穿刺和活检确诊

（十）侵犯部位的标示

脾—S

肺—L

髓—M

肝—H

心—Pcard

胸膜—P

韦氏环—W

骨—O

胃肠道-GI

皮肤—D

软组织—Softis

甲状腺—Thy

（十一）分 期

1.Ⅰ期

（1）单一淋巴结区。

（2）不伴有任何淋巴结侵犯的单一淋巴系统外器官或部位的局限性受侵（ⅠE）（霍奇金淋巴瘤很少见）。

2.Ⅱ期

（1）横膈同侧的两个或更多淋巴结区受侵（Ⅱ）。

（2）单一淋巴系统外器官或部位的局限性受侵伴有区域淋巴结受侵，伴有或不伴有横膈同侧其他淋巴结区受侵（ⅡE）。

（3）受侵部位的数目可用下标表示，如Ⅱ3。

3.Ⅲ期

（1）受侵的淋巴结区位于横膈两侧（Ⅲ）。

（2）可伴有受侵淋巴结邻近的淋巴系统外部位的侵犯（ⅢE）。

（3）或者有脾受侵（ⅢS）。

（4）或两者兼有（ⅢS+E）。

4.Ⅳ期

（1）一个或更多淋巴系统外器官的弥漫性或播散性受侵，伴有或不伴有淋巴结受侵。

（2）孤立的淋巴系统外器官的侵犯而没有邻近区域淋巴结受侵，但是存在远处部位受侵。

（3）肝脏或骨髓的任何侵犯，或肺的结节性侵犯。

（4）Ⅳ期病变的部位按以上列出的标识表示。

（十二）大纵隔病变

（1）纵隔病变的范围定义为立位时后前位胸片上纵隔肿块的最大横径与最大胸廓内径的比值。

（2）比值≥1/3时，称为大纵隔肿块。

（3）大纵隔肿块用下标字母"X"表示。

（4）他部位的大肿块还没有确切的表示方法。

（十三）A 和 B 分类（症状）

（1）各期还应根据有无特定的全身症状而分为 A 或 B。

（2）症状

发热—无法解释的发热，体温超过 38℃。

盗汗—需要更换床单或被罩的大汗。

体重减轻—诊断前 6 个月内无法解释的体重减轻超过平时体重的 10%。

（3）注意：单纯瘙痒、不能耐受饮酒、疲乏或与可疑感染有关的短暂发热不能视为 B 症状。

（4）举例：纵隔和双侧锁骨上区受侵，纵隔肿块的比值为 0.25，体重减轻 15 磅（正常体重为 125 磅），骨髓活检证实有骨髓侵犯——Ⅳ3M 期 B。

（十四）Ann Arbor 临床分期（1971）

1. Ⅰ期

侵及一个淋巴结区（Ⅰ），或侵及一个单一的结外器官或部位（ⅠE）。

2. Ⅱ期

在横膈的一侧，侵及二个或更多的淋巴结区（Ⅱ）或外加局限侵犯一个结外器官或部位（ⅡE）。

3. Ⅲ期

受侵犯的淋巴结区在横膈的两侧（Ⅲ）或外加局限侵犯一个结外器官或部位（ⅢE）或脾（ⅢS）或二者（ⅢE+S）。

4. Ⅳ期

弥漫性或播散性侵犯一个或更多的结外器官，同时伴有或不伴有淋巴结侵犯。

另外，分期还按症状分为 A、B 两类：

A：无症状。

B：无原因的发热 > 38℃，连续 3 天以上。盗汗。6 个月内无原因的体重下降 10%。

（十五）Cotswald 分期（1989 年）

1. Ⅰ期

侵犯单个淋巴结区或侵犯一个淋巴组织（如脾脏、胸腺、韦氏环）。

2. Ⅱ期

侵及两个或两个以上的淋巴结，均位于横膈的一侧（如纵隔为一个部位，一侧的肺门淋巴结是一个部位），解剖部位的数目，应详细标明，如写为 Ⅱ2。

3. Ⅲ期

淋巴结区或淋巴组织的侵犯涉及横膈两侧。

Ⅲ1：有或无脾门、腹腔或门脉区淋巴结受侵。

Ⅲ2：有主动脉旁、髂部、肠系膜淋巴结受侵。

（4）Ⅳ期：淋巴结以外的部位受侵犯另外，分期还按症状分为：

A：无全身症状。

B：不明原因的发热＞38℃，连续3天以上，盗汗，在半年以内不明原因的体重下降10%。

X：大瘤块，大于胸廓宽度约1/3者，淋巴结融合包块的最大直径＞10cm者。

E：单一结外部位受侵，病变侵犯到与淋巴结/淋巴组织直接相连的器官/组织时，不记录为Ⅳ期，应在各期后记入"E"字母（如病变浸润至与左颈部淋巴结相连结的皮肤，记录为"ⅠE"）

CS：临床分期。

PS：病理分期

（十六）侵袭性NHL的国际预后指数

1.危险因素

年龄＞60岁LDH＞正常。

一般状况（ECOG）≥2级。

临床分期（Ann Arbor）Ⅲ或Ⅳ期。

结外器官受侵数目＞1个。

60岁患者LDH＞正常。

一般状况（ECOG）≥2级。

临床分期（Ann Arbor）Ⅲ或Ⅳ期。

2.危险程度

危险程度得分：

低危：0或1。

低中危：2。

中高危：3。

高危：4或5。

三、恶性淋巴瘤的疗效评价标准

1987年Dixon提出NHL要用临床、实验室、影像学研究统一疗效评价标准，1998年取得共识，NHL效评价标准包括治疗后CT扫描正常LN长径可达1.5cm，并提出了CR/CRU的概念。

（1）完整LN活检。

（2）双侧髂骨多部位活检有助于正确的骨髓评估。

（3）正常LN标准≤1.5cm。

（4）采用CRU（可能CR）表示腹部或纵隔肿块缩小＞50%并稳定＞2个月，同时无其他可测量病变，则可评价为CR。

第三节　恶性淋巴瘤的诊断

一、临床表现

恶性淋巴瘤是原发于淋巴结或结外淋巴组织的一类恶性肿瘤，根据病理组织学可分为霍奇金病（HL）及非霍奇金淋巴瘤（NHL）两大类，在我国该肿瘤的发病率居第11位，多发于青壮年，但也可见于任何年龄。病理学检查是恶性淋巴瘤最重要的诊断手段，恶性淋巴瘤诊断和分型必须依据病理形态和免疫表型，有时还必须有遗传学和临床资料。病理学检查还能为恶性淋巴瘤治疗选择和预后判断提供有重要价值的参数。当然，恶性淋巴瘤的诊治还需要依据体格检查、实验室资料、影像学、超声和放射性核素等检查提供各种有用的信息。

二、诊断要点

（一）临床症状

1.浅表淋巴结肿大

超过50%的病例以浅表淋巴结肿大为首发症状，常出现在颈部、腋下、腹股沟等淋巴结区域。一般为无痛性，质中度硬，多与皮肤不黏连，随病情发展可累及多处淋巴结，肿大淋巴结可以活动，也可相互黏连，融合成块，如果压迫神经，可引起疼痛。少数患者仅有深部而无浅表淋巴结肿大。两类淋巴瘤显示不同的特点，霍奇金淋巴瘤多侵及邻近淋巴结区，90%原发淋巴结肿大，非霍奇金淋巴瘤40%～60%原发淋巴结肿大。

2.多样性的临床征象

恶性淋巴瘤可原发或侵犯内脏器官，如肝、脾、纵隔、肺、胃肠道、咽淋巴环、脑、脊髓、骨髓、肾、乳腺、卵巢等，而表现相应内脏器官的病理解剖及功能障碍，呈多种多样的临床表现：肝脾受累、肝脾肿大、肝脾区疼痛、恶心、厌食、腹胀、腹泻，少数可发生黄疸。纵隔及肺受累，可致咳嗽、胸闷、气促，出现肺不张、胸腔积液及上腔静脉压迫综合征等。侵及脑部，可出现头痛、恶心呕吐等颅内高压症状，同时，可伴有颅内占位相应部位的定位症状。侵及脑膜，可见颈项强直、头痛、恶心呕吐等脑膜刺激侵犯骨骼，多表现为溶骨性骨破坏、骨痛或病理骨折。病变累及骨髓，经骨髓穿吸涂片或活检，多可证实。严重者，血液学检查可伴有淋巴细胞增多或（和）异常及幼稚淋巴细胞的出现，即所谓恶性淋巴瘤"白血病化"，从而导致患者出现感染、出血等一系列危症。淋巴瘤侵犯胃肠道，可见腹部包块、腹痛、腹泻、消化道出血，个别还可出现肠梗阻。

3.全身症状

30%～50%的霍奇金病表现为持续发热、消瘦、盗汗、瘙痒、乏力等症状作霍奇金淋巴瘤出现发热、消瘦、盗汗等全身症状较霍奇金淋巴瘤为少,大多为晚期或病变较弥散者,全身瘙痒很少见。

4.头颈部淋巴瘤特点

局部组织溃疡坏死、软组织肿胀、黏膜增厚、肿块增大、骨质破坏、异常的牙齿松动、下唇麻木,部分患者伴发热、乏力盗汗等不适患者的临床表现都不具有特异性,故初诊时常诊断为慢性淋巴结炎、慢性颌下腺炎、腮腺混合瘤、牙龈癌、颈部淋巴结转移性癌、颈淋巴结结核和慢性扁桃体炎等,最后均活检才明确诊断淋巴瘤,由于ML首发在头颈部者多,故多在口腔科或头颈科甚至外科首诊,因此需要临床医师提高警惕,以免漏诊。

(二) 实验室诊断

无特异性指标,仅作为治疗及预后的参考指标恶性淋巴瘤患者其血沉、血清碱性磷酸酶、乳酸脱氢酶、β2-微球蛋白等均可有不同程度的升高,ML的确诊主要依据组织病理学诊断,而病理检查手段并不能反映对ML的临床分期、肿瘤负荷情况、肿瘤的侵袭能力和浸润程度以及对治疗的反应等。所以,临床上除结合临床特征和影像学检查外,一些血清肿瘤标志物也越来越显示其在ML的早期诊断、监测治疗、评价疗效,判断预后,预测复发的临床意义。

1.乳酸脱氢酶 (LDH)

(1) LDH与NHL恶性程度有关:恶性程度高者,LDH值相应升高,这可能是因为恶性程度越高,其侵犯的范围越广泛、肿瘤进展迅速、肿瘤负荷较大。

(2) LDH与NHL分期有关:对不同分期NHL患者分组测定LDH水平显示,分期越晚,血清LDH值越高,血清LDH升高的阳性率越高。另外统计显示,NHL侵犯肝、脾及骨髓患者血清LDH值,故对于LDH值异常升高者要注意有无肝、脾及骨髓侵犯存在。有发热、盗汗、体重减轻B症状患者,比同期无B症状者LDH水平升高。

(3) LDH与NHU肿瘤负荷有关:治疗后肿瘤负荷明显减少者,血清LDH值降低明显,血清LDH可以作为监测NHL治疗效果的一项指标,在缓解期患者,LDH上升可能成为疾病复发的征兆。

2.β2微球蛋白 (β2-MG)

NHL患者血清 β2-MG水平升高与疾病分期、恶性程度和细胞类型及增生活跃程度相关文献报道血清 β2-MG升高组在肿瘤的恶性度、复发率均高于 β2-MG正常组,其结外浸润的倾向更大多数学者认为 β2-MG持续升高,提示病情恶化,无论是进展期或进展缓慢患者对于治疗敏感性低,并且,出现治疗失败较快,患者生存期往往明显短于 β2-MG水平正常者,β2-MG明显下降者往往病情稳定,在MM时 β2-MG大量合成并进入血液循环,故在临床上作为判断MM病情及预后的指标,已经证实,β2-MG水平对于预测接受常规化疗或干细胞移植的MM患者总体生存率及无病生存率有重要意义，是一项独立的预后参数，其不受mIg浓度影响。

3.糖蛋PICA125

目前认为，在NHL最重要的血清学标志物中，$\beta2$-MG反映肿瘤负荷，LDH反映肿瘤增生活性，而CA125则反映肿瘤的侵袭潜能。最早Ravoet等报道NHL患者血清CA125水平亦增高，尤其是伴有腹部浸润的患者。钱思轩等报道结果表明，约1/2NHL患者（42%）血清CA125阳性，而且CA125的升高与患者病变的范围、程度、治疗有关，即患者为晚期、病变浸润腹部和（或）纵隔、复发/进展型、高肿瘤负荷、巨块肿瘤时，CA125水平和阳性率显著升高；在化疗后则下降，当达到完全缓解时，CA125可降至正常。这些结果与Lazzarino等对157例NHL患者的研究报道一致。

4.白细胞介素-2受体（SIL-2R）

SIL-2R是一种免疫抑制物，其可以由肿瘤细胞表达，分泌入血，也可由激活的免疫细胞释放高水平SIL-2R，并与免疫功能低下密切相关，几乎所有已发现的血液系统肿瘤均表达高水平的IL-2R与血清SIL-2R，NHL患者的SIL-2R水平随NHL恶性度增高而升高，并在治疗显效时SIL-2R浓度降低，故SIL-2R可作为评价NHL恶性程度、治疗效果及预后的重要指标。

5.内细胞介素-6及受体（SIL-6R）

IL-6在体内外可显著促进恶性浆细胞的增生，是MM发病的关键因子。MM是NHL浆细胞来源的一个独立亚型，IL-6水平与骨髓瘤细胞增生指数及骨髓瘤细胞中S期细胞所占比例呈正相关，是反映MM病情轻重的一个重要指标。Reisbach等发现大部分ML患者的血清IL-6较正常对照高，比有发热、消瘦、盗汗症状患者IL-6增高的水平更显著，临床症状缓解者的IL-6逐渐恢复提示SIL-6R浓度检测可以作为一项判断Ml病情和预后的良好指标。

6.肿瘤坏死因子α（TNFα）

Sappino等报道恶性淋巴瘤的病理细胞表达TNFα-mRNA，表达程度与全身症状有关，并发现血清TNFα水平的升高与B症状（发热、盗汗、消瘦）的出现有关，但有少数患者具有B症状、未发现血清TNFα升高，估计B症状的出现还有其他细胞因子或因素的参与血清TNFα水平与患者的Ann Arbor分期、肿块大小、B症状有关，与血清乳酸脱氢酶、$\beta2$-MG无关。血清TNFα升高患者的张存期显著低于未升高者，血清INFα的水平与患者的高肿瘤负荷有关，尤其IV期患者，血清TNFα升高者3年全部死亡，血清TNFα不高者3年生存率达86%，表明血清TNFα的检测对判断MHL的预后有一定价值

7.血清铁蛋白（SF）、血清铜蓝蛋白（CER）、血清锌

SF是一种铁贮存蛋白，它随着疾病的进展而升高，升高的原因是受累的淋巴瘤细胞合成SF显著升高，化疗缓解后逐渐下降，接近正常，当疾病复发时再度升高。有一组57例ML血清铜蓝蛋白测定报道；33例HL患者CKR水平明显高于正常对照组，24例NHL患者CER水平无异常改变，提示测定血清CER可以作为鉴别HL与NHL的参考依据。郝吉庆

等对68例恶性淋巴瘤组的铜/锌比值进行测定，与对照组比较明显升高（P＜0.01），Ⅲ、Ⅳ期铜/锌比值高于Ⅰ，Ⅱ期，其差异具有统计学意义，并认为体内锌对防止恶性淋巴瘤的发生可能有保护作用，而铜/锌比值增高可能是危险指标。

8.肿瘤相关物质群（TSGF）

TSGF是与肿瘤生长密切相关的分子TSGF主要应用于筛查高危人群的早期（亚临床期）恶性肿瘤：TSGV在本质上有别于以往的肿瘤标志物，并在多种恶性肿瘤早期的患者血液中出现含量升高明显，具有广谱性（各种恶性肿瘤）、高度特异性和高度敏感性，是一种用于期朗诊断的标志物。有研究发现，检测血清TSGF水平可分为NHL患者的临床诊断、判断疗效及复发提供辅助价值。血清TSGF水平随着肿瘤进展而升高，尤其是明显播散和多处转移者；经化疗后完全缓解者，其血清TSGF水平在1~2个月内可能正常，化疗后，如果血清TSGF水平持续升高或居高不下，则提示肿瘤耐药、严重扩散或多处浸润。

9.血清脱氧胸腺嘧啶核苷激素（S-TK）

TK是胸腺嘧啶核苷合成DNA的关键酶。在淋巴血液肿瘤患者体内存在高水平的TK，能够作为急性淋巴细胞性白血病（ALL）和非霍奇金淋巴瘤（NHL）的诊断指标，与淋巴瘤的恶性程度及预后有很好的相关性，高水平的S-TK是进展性疾病的特征，患者预期寿命要短于S-TK水平正常的患者，但S-TK水平正常并不排除进展期疾病的可能性。

10.肿瘤转移相关蛋白（nm23-H1/NDPK-A）

nm23-H1/NDPK-A水平升高与淋巴瘤扩散相关，Niitsu等对大量NHL临床病例研究显示，侵袭型NHLnm23-H1蛋白水平明显高于惰性NHL和正常对照，患者NHLnm23-H1蛋白高于80ng/mL预后不良，对此类患者采取强有力的治疗措施是很有必要的；在大样本惰性NHL患者血清nm23-H1蛋白测定显示，nm23H1蛋白高者总体生存率（OS）与无进展生存率（PFS）低于mn23H1蛋白低值者，nm23-H1/NDPK-A蛋白可以作为NHL一项有价值的预后因子来预测病情及指导治疗。

其他与淋巴瘤相关的血清肿瘤标志包括：血清免疫抑制酸性蛋白（IPA）、可溶性细胞间黏附分子21（sICAM21）、透明质酸（HA）、Ⅳ型胶原（Ⅳ-C）、层黏连蛋白（LN）、转化生长因子2（TGF2）等可溶性膜蛋白和细胞因子用于淋巴瘤辅助诊断，尽管还未成为临床常规，但是，随着免疫学、细胞遗传学、分子生物学的飞速发展，淋巴瘤WHO新分类对每个亚型临床特征、疗效监测及预后评估提出更高要求，新的定性定量检测技术不断改进，尤其是近年来兴起的蛋白芯片技术，具有一种高通量、高灵敏度、高特异性且微型化的分析特点，使一些过去未被重视潜在标志物的应用前景不可忽视。

（三）骨髓穿刺检查诊断

有血象异常或晚期NHL患者应做骨髓检查，以明确临床分期。

骨髓细胞学检查是恶性淋巴瘤（ML）的病理诊断基础，淋巴瘤细胞的形态学观察和免疫组织化学及流式细胞术均为确诊的重要手段。由于ML的瘤细胞病理类型相当复杂，其恶性浸润程度各不相同，淋巴瘤细胞的骨髓侵犯（BMI）的发生率也有差异。ML发展到Ⅳ期常出现BMI，HL的发生率为9%～14%，晚期少数进展为MLL；NHL更易侵犯骨髓，在初诊时BMI的发生率为20%～50%，其中16%～25%可并发MLL。故应常规做骨髓穿刺检查，多取双侧髂嵴进行。

（四）影像检查诊断

（1）胸正侧位像及气管分叉体层像：主要了解纵隔、肺门、气管隆嵴下、内乳链区淋巴结是否受侵。

（2）消化道造影是咽淋巴环受侵者必做检查，以了解胃肠是否受侵。

（3）对怀疑骨骼受侵者应做骨骼像（ECT）。

（4）B超：上腹部及盆腔B超为常规检查，重点观察肝、脾、腹膜后及腹腔淋巴结、卵巢等受侵情况，恶性淋巴瘤淋巴结声像图多数表现为淋巴结多处肿大，淋巴结宽径增加明显，其至呈类圆形，淋巴门髓质部消失，内部血流分布紊乱。而良性反应性增生淋巴结常是局部病灶引流区淋巴结均匀性增大，绝大多数呈椭圆形，门髓质部回声存在且多数居中分布，皮髓分界清晰，血流呈淋巴门型，即血管主干沿淋巴结长轴分布并向周边皮质发出分支。这是因为恶性淋巴结因肿瘤细胞的非均匀性浸润破坏了原有正常结构，而良性肿大淋巴结有保持原有淋巴结形态的倾向，有学者认为良性肿大淋巴结淋巴门髓质内充血水肿，伴炎细胞浸润或纤维增生、脂肪沉积等。但值得注意的是，单纯以这样的淋巴瘤声像图表现是较难与转移性淋巴结区分的，此时应注意检查患者全身浅表淋巴结是否多处肿大，并结合病史全面考虑浅表淋巴结恶性淋巴瘤声像图有特征性改变，尤其是声像图类似反应性增生的一类淋巴瘤，超声检查可提供较高的诊断价值，并且超声引导下穿刺或超声定位选择活检淋巴结可使淋巴结活检准确率提高，从而使恶性淋巴瘤患者得到早期诊断，为患者良好愈后治疗争取时间。

（5）CT扫描：经济条件允许者，应做胸部及腹部CT，以更详细观察淋巴结及器官受累情况。头颈部ML的CT检查有以下表现特点：

①NHL病灶具有多发性。

②结外NHL病灶除在部分Waldeyer环和上颌区表现为黏膜异常增厚外，其余多为软组织实性肿块。

③结内NHL病灶多以坏死液化、边缘增强的表现为主。

NHL病变可以单发或结内、外并发，只是前者常见颈淋巴结群的融合成块，后者则少有此表现NHL有较高的全身播散倾向，影像学检查不应忽略对全身的检查胸腹部的影像检查应作为常规胸正侧位片可以发现较明显的纵隔、肺门淋巴结肿大和肺部、胸膜病变，对有疑似不清的病灶可加行胸部CT；腹部脏器应行B超检查，如B超检查发现无症状的肝脾肿大、占位灶，腹腔脏器肿块及后腹膜肿大淋巴结时，对NHL的正确临床分期和预后有显著意义。

（6）FDG-PET在恶性淋巴瘤分期中的作用

①霍奇金病FDG-PET基本上有100%的检出率，全部HD患者应作为检查的对象。

②NHL侵袭型、弥漫性大B细胞淋巴瘤（DLBCL）基本上100%检出的敏感度，FDG－PET＋CT对治疗前病变的评价是重要的，但是外周T细胞淋巴瘤检出率仅40%。

③NHL（惰性淋巴瘤）检出率分别为滤泡型淋巴瘤约90%，边缘带淋巴瘤约70%，小淋巴细胞淋巴瘤＜60%。对HD与NHL诊断分期和随访PET比Ga更为优越。Wirth等报道50例淋巴瘤（其中HD19例）回顾性研究，19例患者的PET比Ga检出更多病变部位。同样，Shen等报道30例淋巴瘤（其中HD14例）PET上调6例酊Ga闪烁成像的分期Kostak-oglu等报道51例淋巴瘤（NHL中度恶性35例，高度恶性3例，HD13例）进行FDG–PET和Ga闪烁成像相应显像部位的比较研究，Ga显像部位仅占PET的65%，PET上调病变分期25.5%（13例）。

（五）病理诊断

病理诊断是恶性淋巴瘤的唯一依据。淋巴结、皮肤切取活检及内脏可疑处穿刺活检。怀疑为本病者，应取较典型的完整的淋巴结做活检。取活检时要注意避开坏死组织，尽量取到深部病变组织，选择丰满、质韧、具有淋巴瘤特点的淋巴结取活检，最好完整摘除淋巴结，以便观察到淋巴结结构，在病理诊断时淋巴结结构是否破坏具有重要诊断意义。不主张采用"试验性治疗"，这样会使病变组织结构破坏，使得诊断更为困难，所以一定要在治疗前取活检明确诊断。对高度怀疑的病例可多处多次取活检，以免贻误病情。术中冰冻切片检查的应用有局限性，对ML的诊断难度较大。

细针抽吸细胞学（FNAC）检查对于淋巴瘤是一种方便、快速、微创、相对廉价的诊断方法，但需要形态学和免疫组化检查的配合。Daskalopoulouden等报道在Waldeyer环的病变采用此方法可达到93.1%的敏感度。针吸细胞学检查由于提供的材料有限，往往难以做出明确诊断，仅适于初筛判断良、恶性。病理上为霍奇金病和非霍奇金淋巴瘤两大类。

流式细胞仪检查可以发现细胞中异常DNA倍体比例和细胞增殖情况，对肿瘤性增生的细胞有鉴别意义，同时对NHL的预后有提示作用。Lackovska等应用流式细胞仪对117例的研究认为，较高的细胞周期比率及DNA倍体状况可以作为独立的判断其预后的因素。

1.常用诊断方法及原则

（1）必查项目

①病史，特别要注意发热的出现和持续时间、盗汗，过去6个月内无法解释的体重下降超过10%。

②体格检查。

③实验室检查：全血细胞计数和血小板计数、血沉、肝功能检查。

④影像学检查：胸部X线平片、胸部、腹部和盆腔CT、镓扫描。

⑤活检，由一位有资格的病理学者做出诊断

⑥骨髓活检。

（2）补充项目

①如果可能影响治疗决策，行剖腹探查术和脾切除术。

②如果有明显的肝受侵临床指征，行肝活检（针吸）。

③有骨痛的患者选择性地行放射性同位素骨扫描。

④头颈部有结外或结内受侵表现的，行头颈部CT检查以确定疾病范围。

⑤有胃肠道受侵表现的，行胃镜和（或）胃肠道系统检查。

⑥可疑有脊椎受浸的，行脊椎MR检查。

⑦Ⅳ期患者和有骨髓、睾丸或脑膜受侵的患者，行脑脊液细胞学检查。

2.非霍奇金淋巴瘤的分期检查，基本的分期检查包括：

（1）体格检查、全血细胞计数、LDH、肝功能检查、胸部X线片，腹部、盆腔CT和骨髓活检。

（2）通常颈部、胸部、腹部和盆腔都要做CT。

（3）有结外受侵的淋巴瘤，需要做该区域的CT或MR检查以确定局部的疾病范围。

（4）有中枢神经系统受侵危险的患者，要做脑脊液细胞学检查。

（5）镓扫描通常用于确定肿瘤范围和镓的亲肿瘤性。

（6）最初的临床分期检查可以对任何可疑病灶进行活检，特别是当其可能改变分期结果时。

（7）骨髓活检是一项标准的临床分期检查。

（8）肝活检无须作为临床分期的一部分，除非肿瘤局限而出现肝功能异常。

（六）鉴别诊断

ML患者早期通常可表现为浅表淋巴结肿大，尤其是颈部淋巴结肿大，故诊断时应与急、慢性颈淋巴结炎、颈淋巴结结核、颈部转移癌、结节病等相鉴别。结外型NHL往往有一些非特异性的临床表现，需要和软组织炎症、癌性溃疡、肿瘤组织破坏骨组织、重型口疮等相鉴别，临床上应注意各病的主要特点NHL在发展过程中常呈"跳跃"性播散，可以在局部症状不明显或基本稳定的情况下出现其他脏器受侵，因而患者出现一系列全身症状，如乏力、盗汗，不明原因的持续发热38℃以上，近期体重无原因的下降，肝、脾肿大，腹部扪及包块，血象异常等。如患者出现以上全身异常症状而又找不到其他病因时，应高度怀疑有患恶性淋巴瘤的可能。

第四节　头颈部淋巴瘤

一、原发性中枢神经系统淋巴瘤

恶性淋巴瘤晚期发生硬脊膜外受侵表现脊髓压迫症状者并不少见，文献报道其发生率为3.0%～78%，而原发性硬膜外恶性淋巴瘤则较为罕见。

（一）临床表现

最常见的首发症状为神经根受累产生疼痛并伴有紧缩感，沿神经走向呈放射性疼痛，部分患者仅表现为咳嗽或打喷嚏时背部不适，从症状发生到脊髓压迫症出现的时间可为数天至1年，中位时间为6个月脊髓压迫阶段表现为病变以下的神经功能障碍，首先出现的是运动功能障碍，接着是浅感觉丧失，最后影响到括约肌功能；无论是硬膜外原发性恶性淋巴瘤还是继发性硬膜外受侵，其发生部位均以胸段最为多见，占全部病例的42%~69%，其次是腰骶段，颈段较少见。

常用检查：在胸腰椎X线平片检查中，1/3的病例表现为椎体压缩性骨折、附近侵蚀性改变或椎旁肿物，椎管造影显示不同程度的梗阻，多数为完全性梗阻，其显示的病变范围往往比实际病变范围小。CT和MR检查对明确诊断病变范围、有无椎体受侵和椎管外病变很有价值。脑脊液检查多表现为白细胞和蛋白升高病。理特征多为弥漫大细胞型。

PEL的诊断，应以硬脊膜外压迫症状为首发症状，经椎板切除术后明确诊断仔细体格检查及全面的分期检查后未发现其他部位的病变。

（二）治疗

以往主要以椎板切除和放疗为主要治疗手段，近年来化疗被公认为是有效的辅助治疗手段。

1.椎板切除术

有明显的脊髓压迫症状及影像学检查显示椎管内占位性病变，为行椎板切除术的指征；仅少数病例手术能够完全切除肿瘤，多数病例为肿瘤部分切除，因此，术后放疗是必需的。

2.放射治疗

放疗应在手术后尽早开始，在不影响切口愈合的情况下，甚至可以在拆线之前进行。明确诊断病变范围对确定照射野大小是必需的。CT和MR检查能够较准确地显示病变范围，在没有CT和MRI结果的条件下，可根据神经损伤平面确定病变的上界、下界或根据椎管造影片确定；照射野的上下界应在已知病变的上下极再向上下各外放4个椎体。侧界应包括椎旁组织，单次剂量为1.5Gy，共4~5周，总量为35~40Gy。

3.化学治疗

恶性淋巴瘤是一种全身性疾病，单纯局部治疗后许多患者因远处复发导致治疗失败，故局部治疗后应用化疗很必要。化疗宜采用含多柔比星的联合化疗方案，可应用3~4个周期，对化疗时间的选择，有人建议先化疗后放疗，以便尽可能早地杀灭远处的亚临床病灶，并且没有发现因放疗延迟而影响局部控制。PEX局部病变穿透硬脊膜进入蛛网膜下腔的情况非常少见，因此不提倡进行鞘内预防性化疗。

4.治疗结果

文献报道，对于淋巴瘤侵及硬膜外的患者，治疗后有33%~60%的病例神经功能恢复良好；PEL行椎板切除术后合并放疗和化疗可获得较高的长期生存期，其结果与其他部位局限性病变相似，可高达83%。而术后单纯放疗病例5年生存率为40%~50%。

二、原发性中枢神经系统恶性淋巴瘤

原发性中枢神经系统淋巴瘤是指发生于大脑、小脑、脑干、眼、软脑膜和脊髓等部位的非霍奇金淋巴瘤，并在明确诊断时，无中枢神经系统以外的淋巴结受累。

（一）流行病学

1.发病率

原发性中枢神经系统淋巴瘤是一种少见的颅内恶性肿瘤，好发于40~70岁。以往一直认为本病极为罕见，占颅内肿瘤的0.5%~1.2%，占结外淋巴瘤的1%~2%，占全部NHL的0.3%~3.8%。近年来，随着器官移植的广泛开展、免疫抑制剂和化疗药物应用的增多、ALDS患者发病率的升高，本病发病率增长迅速，尤以男性为主，已超过神经胶质瘤。美国国立肿瘤研究所的流行病学调查研究结果显示，1973~1991年PCNSL发病率由0.025/100000增至0.3/100000，已超过10倍，1992年增至0.43/100000，2000年达0.5/100000，已显示出发病率超快增民的势头如果按目前趋势继续上升，则在不久有可能成为最常见的脑肿瘤。

2.病因和发病机制

原发性中枢神经系统淋巴瘤可见于有免疫活性的人群以及免疫缺损患者，前者常有恶性肿瘤家族史：O'NeiU报道在有恶性肿瘤家族史的人群中，发生原发性中枢神经系统淋巴瘤的危险性增加30倍、原发性中枢神经系统淋巴瘤尚可继发于其他恶性肿瘤治疗后，可能与化、放疗的致癌作用或遗传因素有关。

免疫缺损患者发生原发性中枢神经系统淋巴瘤的病因与机制较为清楚，其发病与AIDS病毒、先天性或获得性免疫缺损有关。在HIV感染过程中原发性中枢神经系统淋巴瘤出现较晚，常常是在作出AIDS诊断以后发生。HIV感染患者的原发性中枢神经系统淋巴瘤发生率为2%~6%。随着AIDS患者的支持治疗增强、抗病毒治疗有效率的提高，AIDS患者生存期延长，原发性中枢神经系统淋巴瘤的发病率也在升高，Wiskott-Aldrich综合征、IgA缺失或接受器官移植后又用免疫抑制药物治疗的患者发生原发性中枢神经系统淋巴瘤的危险性明显增加。肾移位患者发生原发性中枢神经系统淋巴瘤的危险性增加100~350倍。另外，EB病毒、原癌基因、C-myc及染色体的易位也与原发性中枢神经系统淋巴瘤有关应用原位杂交和PCR技术已在肿瘤组织中检测到EB病毒。

原发性中枢神经系统淋巴瘤在有免疫功能的人群中多发生于55岁左右，在AIDS患者多发生于31岁。男多于女，男女比例为7：4。AIDS患者的免疫功能，特别是T细胞功能明显降低，所以推测在这些患者中，因染色体异常或病毒刺激所致的B淋巴细胞增殖，特别是在具有一定免疫学特征的结外区域，如中枢神经系统中B淋巴细胞增殖，由于缺乏T细胞的抑制作用，可能引起单克隆淋巴瘤的发生。

3.病理组织学特点

原发性中枢神经系统淋巴瘤可发生在脑和脊髓等部位，肿瘤无论单发还是多灶，大多位于大脑半球的深部，易侵及血管周围的脑组织，大体观察肿瘤组织呈褐色、灰色或黄色，与脑组织分解不清楚，切面成鱼肉状，通常无硬化、无出血。镜下瘤细胞以血管为中心呈花团状或簇状生长为其典型图像，但也可见弥漫分布，且疏密不均，多无滤泡形成早或中晚期肿瘤边缘部分，瘤细胞围血管分布，在血管周围的virchow-Robin（v-R）间隙内松散聚集，形成血管周围细胞套，但间隙界限不清，瘤细胞出v-R间隙向脑实质侵犯，瘤细胞逐渐变稀疏，此形态酷似脑炎，血管纵切而可见瘤细胞沿v-s间隙延伸。肿瘤细胞常与脑组织交错或呈多数小灶散于脑组织中。局部可有坏死出血，胶质细胞增生等。瘤细胞中常可见到浆细胞化倾向和星空现象。

大多数PCNSL病理类型为高度恶性，细胞分裂活跃绝大多数PCNSL细胞表面CD19、D20、CD79a表达阳性，提示为B细胞来源。细胞质内及细胞表而单克隆表达型为IgMk。$CD3^+$T淋巴细胞、$CD68^+$R噬细胞及$CD20^+$成熟小B淋巴细胞嵌于PCNSL肿瘤细胞间为其特征性表现。另外，在肿瘤细胞周围水肿的脑细胞中，小胶质细胞和星形胶质细胞明显活化，坏死偶有发生。

在CNS中，T细胞来源的淋巴瘤极其罕见，约占2%。与B细胞来源的PCNSL多发于小脑幕上脑组织不同，T细胞来源的PCNSL多发于小脑或软脑膜。近来的研究显示T细胞来源的PCNSL发病率在升高，这可能与检测手段的进步有关。

对于PCNSL的分类，多数学者沿袭颅外淋巴瘤的分类方法，这是不适宜的，不具有临床相关性。最近的REAL和WHO分类则使原发性中枢神经系统淋巴瘤的亚类趋于简单，但可靠性和临床意义有待实践证明。实际上，很少有文献报道原发性中枢神经系统淋巴瘤发生于脑外或此病是由脑内多克隆淋巴增殖性病变发展而来。癌基因和肿瘤抑制基因的突变仅在少数几个肿瘤中进行分析，并且其类型和频度尚未确定。比较其他肿瘤来说，原发性中枢神经系统淋巴瘤明显缺乏组织病理学共识和病理遗传学及分子遗传学资料。

原发性中枢神经系统淋巴瘤病理类型常为弥漫型，尚未见结节性淋巴瘤的报道，应用免疫组化技术能较容易地分辨出肿瘤组织的起源。LcA可鉴别肿瘤是否来源于造血组织，GFAP对鉴别肿瘤是否来源于神经上皮具有重要的意义。B淋巴瘤细胞一般不表达CD3，而90%的B淋巴瘤细胞表达L26。所患AIDS的原发性中枢神经系统淋巴瘤患者都表达EB病毒相关性隐性蛋白，而对于有免疫功能的原发性中枢神经系统淋巴瘤患者，这种蛋内则很少表达。

原发性中枢神经系统淋巴瘤常浸润室管膜下组织，通过脑脊液向脑脊膜扩散。一组尸检结果表明100%病例均有脑脊膜受侵，但只有不到50%病例可在脑脊液中找到瘤细胞。显微镜下检查，80%病例表现为弥漫性血管周围增殖伴受累血管间的脑实质浸润，在血管周围形成肿瘤细胞套，其特征为肿瘤细胞包绕血管基底膜增殖，以银盐染色时形成明显的网状结构，故又称为"网状肉瘤"。常可见到巨噬细胞浸润和星形细胞反应，偶见广泛坏死。

（二）临床表现

1.症状与体征

大多数PCNSL在诊断时多围单发病灶及幕上病变，至疾病晚期多表现为广泛的多病灶的播散，临床表现缺乏特异性，早期诊断较困难。典型病灶部位位于脑室深部结构内，易累及胼胝体、基底节和丘脑等。原发于脊髓和脑脊膜罕见，但波及至此者多见，并且是经治缓解患者复发的原因。常见的临床症状由脑实质或软脑膜局部浸润、颅内压增高、肿瘤压肿、瘤周组织水肿或脑积水引起，可表现为颅内压增高症状（头痛、恶心、呕吐和视神经盘水肿）、个性改变，进一步则出现共济失调、轻偏瘫、癫痫发作和脑神经受损。从出现症状到确定诊断的个位时间在有免疫活力的患者为3-5个月，在免疫缺陷的患者为2个月，约有50%病例出现运动和感觉异常。对于具有缓慢发展的个性改变的患者或症状变化较大的患者，其中于自发的或类固醇诱导的较小病变的消退，确诊时间可能会更长。

2.转移与扩散

原发性中枢神经系统淋巴瘤极少颅外蔓延成扩散，但其倾向沿v–s间隙侵犯，并沿蛛网膜下腔播散，局部脑脊膜侵犯也常见。有报道转移至肾上腺、肠、睾丸、淋巴结、骨髓、前列腺和肝等，约20%的原发性中枢神经系统淋巴瘤患者病变可累及眼后部。7%～8%的患者可有全身播散，眼淋巴瘤可经裂隙灯得到诊断，应用眼部放疗治疗。然而，对原发性中枢神经系统淋巴瘤全身播散（这在其他肿瘤病变意味着晚期）的临床意义尚有争议。多数研究认为从初始就针对患者进行系统分期证明是没有意义的，因为目前仅有10例初诊的原发性中枢神经系统淋巴瘤患者合并有隐伏的全身淋巴瘤，并且这10例患者没有1例因为全身症状决定疾病进程的。因此，经活检证实原发性中枢神经系统淋巴瘤并一开始即对患者进行分期，主要应用于包括HIV检验的血液检验和裂隙灯眼部检查。

（三）诊断与鉴别诊断

原发性中枢神经系统淋巴瘤的诊断应结合临床表现和辅助检查。综合考虑，以下是诊断原发性中枢神经系统淋巴瘤的重要检查。

1.放射影像学

（1）CT扫描：有免疫活性的患者90%的病例表现为单个或多个均一性或高密度肿块影，且多位于脑室质深部，特别是丘脑、基底节区、胼胝体和侧脑室周缘，肿瘤多呈类圆形或分叶状，边界比较清楚以等密度或高密度多见，这不同于其他原发脑肿瘤或转移瘤。其他原发脑肿瘤或转移瘤CT平扫显示低密度影。单发病灶大多可见占位效应，病处周围大多可见一数厘米的低密度水肿带，注射造影剂后，病灶可见均匀一致的增强或不规则增强。而AIDS患者则表现为脑实质弥漫改变。

（2）MRI：除了能发现脑病变外，也能发现CT无法见到的脊髓占位病变。MRI表现T1为低信号，与周围的水肿带信号强度相仿，有时无法辨别原发灶T2为高信号，或信号强度不一，增强后可见肿物强化，偶尔可见肿物突出脑室内。这些特征有助于与脱髓鞘病、神经胶质瘤、脑膜瘤、弓形虫病等的鉴别诊断。恶性胶质瘤可侵及脑室周围组织，CT扫描时呈"蝶形"影像，少突神经胶质细胞瘤和低度恶性星形细脑瘤常有钙化，而原发性中枢神经系统淋巴瘤一般无钙化；另外，多数恶性神经胶质瘤呈低密度影。

（3）血管造影：血管造影术有助于原发性中枢神经系统淋巴瘤的诊断。神经胶质瘤不同的是，虽然原发性中枢神经系统淋巴瘤有广泛的小血管增生，并行丰富的血流灌注，但血管造影不能显示。在1/3病例，可观察到从毛细血管期至静脉期的持续弥漫和匀质变色或"发红"现象。脊管内原发性中枢神经系统淋巴瘤应与起源于脊神经根和脊膜的肿瘤（如神经纤维瘤、脊膜瘤）及转移癌等鉴别。神经纤维瘤与脊膜瘤等多为硬脊膜内髓外肿瘤，病变发展较缓慢，转移癌可有原发病灶。此外，应与急性脊髓炎等炎症疾病鉴别。在椎骨内淋巴瘤，脊椎X线片可发现椎弓根受压或破坏，椎骨碘油造影有不同程度阻塞。

（4）^{18}FDG-PET 目前最有前途的检查手段，PC-NSL细胞紧密堆积，糖代谢旺盛，因此对于FDG的摄取远高于正常脑组织，也超过高度恶性的沖脉神经胶质瘤。对于无症状的PCNSL的局部病变，PET检查灵敏度可提高至85%，尤其是对于鉴别治疗后残余的"冷"瘢痕组织，PET检测的特异性能增加到90%以上。

（5）SPECT检查可发现几乎100%的PCNSL患者摄取^{99m}Tc增加。SPECT检查有助于PCNSL与感染性病变的区别，因为对于炎性病变，淋巴瘤组织中放射性同位素摄取增强并且停留时间延迟。

2.脑脊液检查。

85%病例脑脊液中蛋白质浓度增加，糖含量一般正常，但在弥漫性脑膜浸润时降低，仅有0%~50%病例脑脊液细胞学检查阳性，而在全身淋巴瘤侵及中枢神经系统时，阳性率可达70%~95%。脑脊液细胞学检查出恶性B淋巴细胞可诊断原发性中枢神经系统淋巴瘤。现代免疫组织化学方法，例如κ链和χ链分析，以及应用聚合酶链反应（PCR）方法检测B细胞免疫球蛋白基因重排，可帮助鉴别脑脊液中的淋巴瘤细胞和反应性淋巴细胞增生；同时免疫组化结果也证实如发现脑脊液淋巴细胞异常增多，即使细胞学未发现恶性细胞，易可认为是肿瘤生物学行为所致。

（四）治疗

PCNSL的治疗模式过去通常是配合皮质类固醇支持的单独放疗。目前多数患者接受放疗联合不同剂量强度化疗的治疗模式。联合放化疗可以改善生存，同时也增加了神经毒性反应，尤其是严重功能障碍的发生率。为了尽可能的保全患者的认知功能，改善其生活质量，目前建议将化疗作为一线治疗手段，力求达到完全缓解，而放疗仅用于复发治疗中。

1.激素治疗

PCNSL对糖皮质激素敏感。但激素对PCNSL的诊断和病理分析造成干扰。在确诊前尽量避免使用激素，而使用甘露醇控制颅内压。初治患者对糖皮质激素的有效率高达70%。对于一般状态差的患者可首先使用激素控制症状、改善状态后再综合治疗。单用激素的疗效维持时间短，一般在停药数月内复发。地塞米松为最常用的激素类药物。

2.外科治疗

有免疫功能和免疫缺损的原发性中枢神经系统淋巴瘤患者，单纯支持治疗的中位生存时间小于3个月和1个月，PCNSL具有病变广泛及深部浸润的特点，即使广泛切除的手术也达不到根治，对延长生存期，改善生活质量无益，并且可能引起严重的术后并发症。目前，手术的作用只是取样检查。由于开颅手术可引起神经损害，近来趋向于用定向活检术代替颅骨切开术。

3.放射治疗

原发性中枢神经系统淋巴瘤对放疗极为敏感，因而放疗一直是治疗原发性中枢神经系统淋巴瘤的最常用手段。全脑或脊髓放疗后大多数患者能取得完全缓解，但缓解期是短的，在有免疫功能的患者常常是10~14个月。有学者查阅了1980~1994年各种治疗手段所占的百分率，发现单独放疗患者占46%。其次为放疗加化疗（29%），而单独手术、化疗、无任何其他治疗的患者分别为13%、3%和9%。

文献资料证实全脑照射剂量达到40Gy的患者生存时间较长，但超过50Gy并不能延长患者的生存时间。目前一般认为原发性中枢神经系统淋巴瘤的最佳放疗方法为全脑照射40Gy然后缩野加量，使肿瘤量达到45Gy，超过此剂量不能提高局部控制率或延长患者生存时间，但却增加脑坏死的危险性。

迄今尚未发现最佳分割照射方法。Davey等对8例原发性中枢神经系统淋巴瘤行超分割全脑放疗，总量64.8Gy，分割54次，每日剂量24Gy，结果中位生存时间24个月，但毒性发生率高，超分割全脑照射的急性、早期和后期神经毒性包括嗜睡综合征、脑垂体功能减退、识别障碍、精神错乱、双侧大脑功能异常、躯体运动失调加重、语言障碍、癫痫发作、轻偏瘫等。

对脊髓全长是否做预防性照射，目前尚无统一意见。原则上倾向不做；但对脑脊液有肿瘤细胞或肿瘤侵及脑室壁时，可作为全脊髓照射的适应证。全脊髓的靶区自第4颈椎延到骶骨腔，肿瘤量35Gy，每次1.8Gy，病灶区可达45~50Gy放疗中对邻近放疗野的上下界，每周应移动一次，以防止上下野剂量重叠，致脊髓高量放射损伤。为减轻放疗反应，放疗同时加用甘露醇及口服泼尼松40~60mg，每天一次口服，当颅内压正常时可停用上述药物。

4.化学治疗

原发性中枢神经系统淋区瘤的化疗始于20世纪70年代中期。Herbst等首次证实原发性中枢神经系统淋巴瘤对化疗敏感，他们报道1例原发性脊髓淋巴瘤放疗后软脊膜复发的患者经椎管内注入MTX后仍生存4年。其后，Ervin和CameUors等报道用高剂量MTX治疗加CF解救，CR时间达12~62个月。越来越多的证据表明，化疗能延长患者的生存时间，特别是高剂量MTX（>1g/m²）的疗效较好，高剂量Ara-c、PcB、BCNU和CCNU也有效。

CHOP方案在全身性NHL的治疗取得成功，人们期望在PCNSL也会有效，但是结果令人失望。血-脑屏障（BBB）是影响PCMSU治疗的一个重要机制。治疗NHL的经典药物如多柔比星、环磷酰胺和长春新碱由于分子量大或有极性而难以通过BBB。尽管PCNSL血管的某些特性导致肿瘤内部分屏障的破坏，从而使正常情况下不能通过BBB的化疗药物可能会进入到肿瘤细胞内。然而治疗的成功和皮质类固醇的应用可部分或全部恢复BBB，并可能阻止方案中大分子亲水性药物到达肿瘤并最终导致治疗的失败。

解决方法之一是破坏BBB渗透性制剂进入脑动脉后可引起短暂的屏障破坏，这样循环中的药物就可以到达脑实质和脑肿瘤。经颈动脉给予甘露醇可引起短暂性血-脑屏障开放，似乎也是增加亲水性药物进入颅内的有效方法 Neuwelt 等（1991年）用此方法，配合以CTX、高剂量MTX加CF解救、PcB和DXM等组成的方案化疗，30例中，CR达80%，17例以前未治疗患者的中位生存时间为44.5个月。迄今为止，Neuwelt 等已治疗58例，有效率与中位生存时间与前相似。Neuwelt 等认为该方法可治愈部分病例，但该治疗方法使大多数患者，尤其是60岁以上的患者产生了严重的神经毒性。50%的患者出现了严重的痴呆症，其死亡率高达10%。破坏BBB技术的复杂性及相关的急性毒性限制了此方法在PCNSL治疗中的广泛应用。

选择能透过BBB的药物是另一个解决方法。平氨蝶呤（MTX）在高剂量静脉输注时能够透过BBB。第1个用MTX治疗PCNSL成功的报道见于1980年，1例51岁复发患者用此方法治疗后存活12个月。在一项研究中，31例患者接受单用MTX治疗，诱导治疗中MTX的剂量为$8g/m^2$，随后是不严格的每3周1次$3.5g/m^2$MTX的维持治疗。每个患者接受中位10（3~30）周期的治疗。总有效率100%，CR20例（65%），PK11例（35.0%）中位无进展生存期为16.7个月，总的中位生存期30.4个月在375个周期的化疗中，仅有4个周期发生无发热的白细胞减少和3例可逆性的肾功能不全，一项Ⅱ期研究单用HDMTX治疗25例患者诱导期每2周1次MTX（$8g/m^2$），随后的巩固治疗每2周2次，时间为1个月，然后为每4同1次持续11个月的维持治疗，总有效率74%（CH52%，PK22%），尚未结束的随访显示总的和无疾病进展的中位时间均超过14个月。经过270周期的化疗，毒性很低（2次4度毒性和14次3度毒性）。

对于复发和难治患者的治疗方案还没有进行深入的研究。对24个研究中复发或进展的173例患者进行回顾性分析显示，接受解救化疗患者的生存期（14个月）长于未治疗者（2个月）。但是，由于Kamofsky评分低的患者多不能接受解救化疗，因此影响了结果的评价同时接受化疗的55例患者使用了26个不同的方案，因此无法对化疗方案进行评价：一项研究中，9例单用大剂量MTX获得完全缓解的患者复发后再次用。大剂量MTX治疗，6例CR（67%），3例PR（33%）。所有9例患者的无进展中位生存期为9.7个月.6例CR患者为22.9个月新的化疗药物及药物组合以及造血干细胞支持下的大剂量化疗是解救复发和耐药患者的希望。Herrlinger 等用丙卡巴肼、洛莫司汀和长春新碱组成PVC方案治疗7例患者，CR4例，PR3例，解救治疗后的中位生存期为12个多月。Ciordia 等用拓扑异构酶Ⅰ抑制剂拓扑特肯$1.5mg/m^2 \cdot d$，连用5天，CR4例，解救治疗后的中位生存期为10个多月。22例复发或难治的PCNSL均接受过MTX的治疗，14例进行了阿糖胞苷和VP16解救治疗，CR8例，PR4例，SD、PD各1例，CR和PR中各1例在行高剂量化疗和ASCT前死于与疾病无关的原因。接受ASCT的20例患者中，CR8例，PR4例，SDI例，另7例为耐药的眶内淋巴瘤，预处理方案是TEPA+Bus+CY，移植后CR16例，PR2例，中位随访41.5个月，12例持续CR，从移植计算起的3年生存率为60%，无病生存率为53%。

5.鞘内给药

PCNSL确诊时，脑脊髓膜种植转移的发生率为0%～50%CSF细胞学阳性率为26%脑脊髓膜病变可通过全脊髓放疗、大剂量全身化疗或鞘内给药预防和治疗。大剂量MTX和大剂量Ara-C静脉给药可在CSF中达到治疗浓度，但个体差异大并且维持时间短-通过鞘内给药方式CSF的药物浓度比较稳定和持久，特别是脂质体Ara-C。通过Ommaya泵从侧脑室给药MTX的有效治疗浓度能维持较长，有利于提高疗效，但相关感染值得重视。接受鞘内给药的患者生存期较未接受鞘内给药的患者长（38个月比24个月，P=0.03）。多因素分析也显示鞘内给药为有利的独立预后因素。

6.综合治疗

全身化疗、鞘内化疗加全脑放疗的综合方案明显提高PCNSL的疗效，延长生存期，是目前最常采用的综合治疗模式。有效率达80%～95%，中位OS达30～40个月，约14例患者获得治愈。化疗采用含HD～MTX方案2～6疗程，全脑放疗剂量30～40Gy，不超过50Gy。但60岁以上患者的放疗相关神经毒性明显，相关死亡率高，生活质量差，很大程度上抵消了综合治疗的优势。

（五）预后

根据多因素分析结果，年龄＜60岁和体力状况较好是重要的良性预后因素，而原发于脊髓以及脑脊液中蛋白水平升高为不良预后因素。中国医学科学院肿瘤医院对可能影响全组患者预后的各种因素包括发病年龄、性别、KPS评分、发病部位、细胞来源、治疗模式、IPⅡFW等进行生存分析，结果发现只有PCNSL发病部位的单发或多发情况下对生存具有显著影响，是决定预后的独立因素。

近年来，寻找决定PCNSL预后的生物标记物的研究不断深入，Braaten等采取33例PCNSL患者的病理标本，通过免疫组化、FISH、PCR方法，对bcl-2、bcl-6、MUM1、CD10、vs38c、CD138、CD44、p16、p53等抗原进行筛选，结果表明bcl-6表达者生存期明显延长（P=0.002）。bcl-6有希望成为PCNSL预后的生物标记物。

三、原发性眼内恶性淋巴瘤

眼内淋巴瘤是指发生于葡萄膜、视网膜及玻璃体的淋巴瘤，与中枢神经系统淋巴瘤密切相关。该病临床表现呈多样性，诊断较为困难，常易误诊为葡萄膜炎、视网膜血管炎等而延误诊治，最终因并发中枢神经系统病变而造成不幸转归。

眼内淋巴瘤占所有淋巴瘤的比率不到1%，而霍奇金淋巴瘤很少引起眼病，发生于眼部的非霍奇金淋巴瘤可以作为：

（1）中枢神经系统非霍奇金淋巴瘤[NHL-CNS，也称为原发性中枢神经系统淋巴瘤(IV-NSL)。

（2）全身性非霍奇金淋巴瘤，原发于眼内淋巴瘤是NHL-CNS的一个亚型，玻璃体、视网膜、视神经都可以被侵犯NHL-CNS患者20%～25%有眼部受累；56%～85%患者一开始就表现为眼部淋巴瘤，最后发展成脑淋巴瘤，这些患者通常是老年人，经常误诊为慢性葡萄膜炎或玻璃体炎达数月或数年。原发性眼内淋巴瘤多双侧侵犯。中枢神经系统外全身性波散很少见，只6%～8%在尸检病例中发现。

诊断最好建立在玻璃体穿刺活检和细胞学检查：有时脉络膜、视网膜活检也是必需的，这些肿瘤典型的是中度或高度恶性大B细胞性淋巴瘤；即使应用新的治疗模式，效果也不好，中位生存期只有3年；CNS外出现的全身性非霍奇全淋巴瘤累及眼部，通常首先侵犯眼色素层，是典型的小B细胞增生或低度恶性淋巴瘤，表现为晚期全身性疾病。

（一）原发性眼内淋巴瘤的命名

以前根据Rappaport分型，NHL-CNS被错误地描述为网状细胞瘤或组织细胞淋巴瘤：工作分类把淋巴瘤划分为低度、中度和高度三级根据临床和病理学表现，认识到这些恶性肿瘤属B细胞来源。NHL-CNS是大B细胞性淋巴瘤，中到高度恶性，而全身性非霍奇金淋巴瘤伴继发葡萄膜累及，是一种典型的小B细胞增生，属低度恶性。最新的淋巴瘤分型是WHO在REAL分类的基础上更新分类的：REAL分类所描述病种名称是根据形态学特点、免疫表型和（或）分期、基因型、病因学、流行病学和临床表现。根据这个分类，原发性CNS淋巴瘤被划分为弥漫型大B细胞性淋巴瘤。

（二）流行病学

据估计，眼内淋巴瘤占眼部恶性肿瘤的1.86%，近年来随着平均生存年龄的提高和免疫缺陷，免疫抑制患者的增加，眼内淋巴瘤的发病率在近几十年来显著升高美国癌症协会统计数据显示：PCNSL的发病率由1973年的0.075：100000上升至1990年1：10000015%～25%的PCNSL患者6～18个月内病变将累及眼部；56%～85%的PIOL患者平均2年内发展成为中枢神经系统淋巴瘤。该病的平均发病年龄约为50～60岁，也有报道其发病年龄可在15～85岁，男女之比为1.2～1.7：1。

（三）临床特点

1.患者特点

绝大部分被NHL-CNS侵袭的患者为中老年，中位年龄50～60岁。女性眼累及的概率比男性多2倍，无种族差别：约30%患者只是单眼累及，但80%～90%最终发展为双侧累及。56%～85%脑淋巴瘤患者患原发性眼内淋巴瘤，可以在出现眼部症状之前，同时或以后表现出来，但是1/3病例发现在眼部症状；现之前已证实有肺部侵犯，50%～65%患者首先以眼部症状发病；眼部症状和CNS症状的相隔平均时间是24个月（1个月～10年）。

2.临床表现

最常见的眼部主诉为视物模糊和黑影漂浮感，偶尔可表现为眼部充血、疼痛、畏光和异物感部分患者初期可无症状，眼内淋巴瘤的临床表现随累及的部位不同而呈多样性，其主要累及葡萄膜、视网膜及玻璃体。

患眼以慢性进行性后葡萄膜炎最为常见，小部分可表现为前葡萄膜炎或全葡萄膜炎。大多数文献报道葡萄膜炎常为其最初和最主要的表现，并且与非肿瘤性葡萄膜炎在临床表现上无特异性区别。眼前节检查多见角膜后沉着（KP）和房水细胞，部分患者可出现前房积脓和前房积血，故常被误诊为葡萄膜炎。因此，在慢性葡萄膜炎对激素治疗不敏感，或早期敏感（因反应性淋巴细胞和组织细胞的存在）但很快反跳，以及顽固难治者应考虑眼内淋巴瘤的可能性。

当肿瘤累及视网膜时，眼底可表现为：

（1）视网膜炎改变。Kphno等报道患眼周边部视网膜可呈白色病变并伴有出血性浸润，类似视网膜坏死；眼底后极部可出现黄白色斑点状损害，并认为这种损害可能是由于肿瘤细胞在深层聚集或为小面积的色素上皮（RPE）破坏；视网膜下的浸润可在瘤体表面形成"豹纹样"色素改变。

（2）随着病情进展，肿瘤累及RPE视网膜下出现多中心的大片黄白色渗出，使视网膜增厚并引起实性脱离，常检查不到裂孔。多数学者认为：多发性实性视网膜脱离对于眼内淋巴瘤具有确诊意义。

（3）Riddley等报道眼内淋巴瘤可呈现树枝状血管炎改变，眼底镜下可见明显的血管鞘形成。

（4）Saatic等报道眼内淋巴瘤可出现视网膜血管阻塞的表现，病检证实为恶性淋巴瘤细胞阻塞血管腔所致。

（5）REP上可出现白色点状病变，类似于一过性白点综合征（MEWDS）。此时的荧光血管造影没有特异性，早期为视网膜点状病变区的弱荧光，后期渗漏呈强荧光，后期病变区着染。此外，还可见血管壁染色、黄斑囊样水肿。因此，当造影显示RPE改变，伴有血管着染渗漏，黄斑水肿时应考虑到眼内淋巴瘤的可能

单独的玻璃体病变较少，主要为视网膜下的肿瘤细胞突破内界膜累及玻璃体，引起类似玻璃体炎症反应，雾状的玻璃体细胞漂浮最为常见，持续存在且可形成线状、簇状、团块状，并可出现积血、玻璃体后脱离等。这些玻璃体炎性表现并无特征性，且加大眼底观察及造影的难度，早期其对激素治疗有效，但后期呈剂量依赖，最终发展成为激素抵抗。

其他并发症包括：累及视神经时表现为典型的视神经炎；因癌细胞浸润致视网膜血管闭塞、缺血、虹膜红变而继发新生血管性青光眼；眼内肿瘤转移至眶部；如果肿瘤累及脑部，可出现行为和意识的改变；当病变累及脑神经时可出现斜视、复视、头痛、呕吐、四肢感觉异常或运动障碍等神经系统症状；少数患者可出现非特异性的偏头痛、迷路炎、眩晕、癫痫等症状。

（四）诊断

当出现以下情况时应考虑PIOL：

(1) 中老年患者疑诊为慢性后葡萄膜炎，激素治疗不敏感或治疗效果与预计不相符。

(2) 眼部炎症变重而无明显的疼痛、畏光及结膜充血等症状；视力改变与炎症反应程度不相符。

(3) 视网膜下浸润病灶，玻璃体内炎性细胞呈簇状、片状，激素耐受（早期可能有效）。

一项研究表明只有6%的PIOL患者会出现中枢神经系统外转移，所以对于疑诊PIOL的患者，临床检查应围绕中枢系统进行。首先要进行神经影像学及脑脊液（CSF）细胞学检查。如果无法获得阳性结果，再行玻璃体活检细胞学检查。

美国国立眼科研究所/国立卫生研究所免疫实验室（II/NEI）对于临床怀疑PIOL的患者检查程序如下：

(1) 神经影像学检查：头部MRI。

(2) 腰椎穿刺脑脊液细胞学检查：标本应立刻送检细胞病理实验室、可重复。

(3) 如果CSF检查结果阴性，进行诊断性玻璃体切割手术。

(4) 如果玻璃体活检细胞学检查结果阳性，可确定诊断。

(5) 如果玻璃体活检细胞学检查结果阴性，且存在网膜或网膜下病变可考虑再次进行剥切手术玻璃体活检，或者进行网膜下或色素上皮下病变针吸活检。

(6) 如果眼部标本病理检查确定诊断，请神经科及肿瘤科会诊，会诊前再次行神经影像学及CSF检查，共同制订治疗及随访计划。

(7) 转移至脉络膜的淋巴瘤少见，且往往在晚期才出现，诊断并不困难。

病理学检查，尤其是玻璃体病理检查是确立PIOL诊断的基石，通常情况下标本中大量的恶性细胞已经坏死，具有诊断意义的恶性细胞很少。如果患者曾接受激素治疗，由于激素具有细胞溶解作用，所以更难获得标本。有时需要多次活检才能获得有效标本？活检方法主要有两种：细针穿刺抽吸术和前段玻切术。针吸法用注射器带21～25G针头抽吸玻璃体，对标本破坏作用轻微、损伤小，可在门诊进行，所得标本一般可以满足活检需要，但标本量小，前段玻切玻璃体活检是首选方法，在获得较多样本的同时切除混浊的玻璃体可以改善患者症状。采取手术开始灌注前，不切割、单纯抽吸玻璃体方法取得标本。标本放于1～2mL的细胞培养基中，在1小时内进行检查。由于肿瘤细胞易碎，运送过程中要尽量平稳。玻切术中收集的稀释的玻璃体用于其他研究或细胞学检查；在集液盒中加入200～300mL/L的小牛血清可以提高细胞活性在浸润处收集标本，在活检之前停用激素可以提高检出率。如果怀疑标本量不足以确定诊断时，进行视网膜活检或视网膜下瘤细胞抽吸，或经巩膜脉络膜行视网膜活检（损伤大）；当患者视力丧失且急需活检时可以进行诊断性眼球摘除。LI/NEI总结了提高诊断率的方法，包括细胞免疫病理、细胞因子分析和分子标记物。

细胞病理学检查细胞病理学检查是诊断的金标准。PIOL需在眼内发现淋巴瘤细胞才能确定诊断细胞病理学检查是最常用的诊断方法病理学可见淋巴瘤细胞体积大（是正常淋巴细胞的2～4倍）、形态多样、胞质含量少、胞核明显、染色质边集、核仁突出，有时可见核分裂象。玻璃体标本通常含大量正常的淋巴反应细胞和微量的淋巴瘤细胞，其余的标本成分可含有反应性淋巴细胞组织细胞、坏死细胞和玻璃体纤维很难找到淋巴瘤细胞，视网膜脉络膜活检或眼球摘除后组织病理检查主要表现为：在RPE层和Bruch膜之间的呈簇状分布的形状不规则的大淋巴细胞。免疫标记物检查通常包括T淋巴细胞（CD3、CD4、CD8）；B淋巴细胞（CD19、CD20、CD22）；K轻链和轻链免疫球蛋白所有B淋巴细胞都高表达CD19、CD20；幼稚B淋巴细胞表达CD22，阳性提示为淋巴瘤；大多数PIOL为恶性B淋巴细胞单克隆族，正常B淋巴细胞K轻链和轻链免疫球蛋白表达水平相当，恶性B淋巴细胞单克隆比例失衡（一种超过另一种3倍）。应用流式细胞仪荧光激活细胞分类器代替显微镜，可以提高诊断的阳性率。

NEI发现该病的另一个特点为玻璃体液中IL-10/IL-6，IL-IO/IL-12比例增高。淋巴瘤细胞可优先分泌IL-10（作用为刺激活化的B淋巴细胞产生抗体的生长分化因子，抑制细胞免疫），可能有助于B淋巴瘤细胞的增殖和免于细胞毒性T淋巴细胞的杀伤作用。在PIOL患者玻璃体中IL-10的含量增加，而非恶性眼内炎症患者玻璃体中IL-6、IL-12增多。研究表明1L-10/IL-6比例大于1.0时与PIOL相关性大，可以作为诊断PIOL的辅助手段。趋化细胞因子在炎症发生时引导白细胞移动BLC（B细胞吸引趋化因子，BCA-1）在脾、淋巴结、派伊尔淋巴集结滤泡中呈高表达，是B淋巴细胞的特异性募集趋化因子。CXCR5（BLR-1）是BLC受体，是B细胞的导归趋化因子。对于眼PIOL免疫组化研究发现PIOL淋巴瘤细胞表达CXCR5，而BLC仅表达于KPE，这可能是PIOL淋巴瘤细胞聚集于RPE下间隙的原因。

有研究报道，应用显微解剖和PCR方法作为PIOL的辅助诊断方法这种方法可以运用病理分析之后的恶性或不典型的细胞进行选择和分子生物学检查。美国国立眼科中心在对57例PIOL标本进行PCR检查发现，全部标本都表现CDR3位点IGH基因重组IGH可以作为淋巴细胞克隆扩增的分子标记物。相似的，运用FR3、FR2和CDR3前体和多形性分析可以检出B淋巴细胞的克隆性。

最近研究发现在PIOL细胞中可检出HHV8、EBV、弓形体基因；而正常及炎性淋巴细胞均不含有这些基因已经证实EBV与多种淋巴增殖性疾病密切相关，可见于AIDS的PCNSL患者，考虑可能与其发病有关。HHV8可能通过活化细胞周期，在淋巴瘤的发生中起一定的作用。弓形体可以转化B淋巴细胞并诱导增殖。

（五）鉴别诊断

PIOL的鉴别诊断包括眼内肿瘤性病变如原发性葡萄膜淋巴瘤、转移性眼内脉络膜淋巴瘤、无色素性黑色素瘤和其他眼内非肿瘤性病变（中间葡萄膜炎、眼内弓形虫病、视网膜炎、梅毒、结核、结节病、急性视网膜坏死、视网膜血管炎等）。

原发性葡萄膜淋巴瘤是相对少见的淋巴瘤类型原发性脉络膜淋巴瘤在许多方面与PI-OL不同首先，原发性脉络膜淋巴瘤临床病程上为惰性，曾称为"葡萄膜假瘤"，多见于50多岁男性的单眼。典型症状包括反复发作的视物模糊、无痛性视力丧失以及继发于黄斑部浆液性视网膜脱离的视物变形。早期可能对糖皮质激素治疗敏感，最终葡萄膜弥漫增厚，部分患者病变可蔓延至球结膜下或巩膜表层淋巴瘤多属于低度恶性B细胞型，根据WHO的新分类称为黏膜相关淋巴组织边缘区B细胞淋巴瘤（EMZL或MALT淋巴瘤）。与原发于中枢的高度恶性PIOL明显不同，MALT淋巴瘤总的预后非常好，仅少数患者在治疗后发展为全身性病变，通常不侵犯中枢神经系统。脉络膜EMZL和视网膜DLBCL虽均原发于眼内，但临床表现、病程和预后截然不同。因此提出，原来特指起源于视网膜和玻璃体的淋巴瘤的名称"原发性眼内淋巴瘤"是否合适，而"原发性玻璃体视网膜淋巴瘤"和"原发性葡萄膜淋巴瘤"的名称再加上WHO新分类的亚型的眼内淋巴瘤的命名则更为合理和准确。

转移性眼内脉络膜淋巴瘤全身可表现发热、体重下降和淋巴结病变等。外周血及骨髓穿刺检查可发现肿瘤性淋巴细胞。临床表现为后葡萄膜炎或伴有前房积脓或积血的前葡萄膜炎。与PIOL浸润视网膜不同，转移至眼部的全身性NHL集中浸润脉络膜。

葡萄膜的无色素性黑色素瘤伴坏死性炎症时需与PIOL鉴别。B型超声波特征性改变包括球形或蘑菇状实性肿物、肿瘤内声空区、脉络膜凹陷等。FFA显示斑点状高荧光和双循环现象（即瘤体内血管和视网膜血管同时显影）。眼内穿刺活检细胞学检查可见梭形或上皮样细胞，胞核显示核沟或核仁大而明显，瘤细胞对HMtM5反应阳性则有助于进一步确诊无色素性黑色素瘤。

眼内炎症性病变尤其是中间葡萄膜炎的临床表现与PIOL相似，病变主要侵犯玻璃体和视网膜周边部。玻璃体混浊程度不一，轻者基底部出现细小尘埃状混浊，重者出现雪球样混浊。在睫状体扁平部和周边部视网膜下方常见灰黄色圆形渗出物（雪堤样渗出）。部分患者出现视网膜周边部血管周围炎、血管白鞘或新生血管。在鉴别诊断困难时，常需行眼内针吸穿刺检查。细胞学检查通常显示大量炎症细胞，包括淋巴细胞、浆细胞、多形核白细胞、巨噬细胞、类上皮细胞和多核巨细胞等。淋巴细胞和浆细胞形态较成熟，未见肿瘤性淋巴细胞。必要时可行免疫球蛋白重链基因重排和眼内细胞因子IL-6和IL-10的检测。对于其他一些怀疑特异性眼内感染的炎症性病变均可行相应的病原体检测。

（六）治疗

该病的治疗仍处于探索阶段，应用于PCNSL的治疗方法不能直接应用于PIOL治疗。随着治疗方法的改进，PIOL的平均存活率已经从1～1.5年提高到3年以上。

1.放射治疗

早期研究的重心为放射治疗，剂量为双眼30～45Gy，治疗后通常局部症状缓解。但由于放疗无法延长存活时间（2年生存率仅为20%）及避免肿瘤颅内转移；肿瘤复发无法重复放射治疗；80%的患者出现神经毒性作用（共济失调、认知障碍、痴呆）；并且眼部并发症（放射性视网膜病变、放射性视神经病变、视网膜脱离、干眼、白内障）明显，已不作为PIOL的常规治疗。

2.化疗

PIOL化疗最大障碍为血眼屏障影响化疗药物眼内浓度，眼部病变治疗困难。甲氨蝶呤（MTX）、胞嘧啶阿糖胞苷（Ara-C）可以穿过血眼屏障。因此，其可作为眼内淋巴瘤治疗的首选药物。另有体外研究发现MTX的玻璃体内平均有效治疗浓度为0.32 μmol/L。

全身化疗可以降低颅内转移的发生率。这一结论与PCNSL化疗可以降低复发率的结果一致。目前，临床报道中应用的治疗方法及效果都有差异。需要前瞻性、大样本、多中心的随机研究来制定最佳治疗方案。

化疗后，应用目前的检查方法认为PCNSL已经得到控制时，部分患者也会出现眼内肿瘤复发。甲氨蝶呤眼内注射治疗可以作为这一时期可选的化疗方案。但反复眼内注射甲氨蝶呤也会带来很多并发症，包括视网膜脱离、白内障、黄斑病变、玻璃体积血、视神经萎缩、感染性眼内炎及由注射药物流出引起的角膜缘干细胞损伤。

这就需要眼科、神经科、血液科或肿瘤科医生共同制订合理而科学的治疗方案。初诊患者：

（1）对于不伴有CNS受累的PIOL患者，以大剂量MTX为首选进行全身化疗，如果局部肿瘤较重可以联合局部化疗。如果有全身化疗禁忌可以单独应用局部化疗。

（2）对于伴有CNS受累的PIOL患者，全身加鞘内化疗，肿瘤科医生制订化疗方案，眼科医生监测眼部病变改变及复发情况。

病变顽固及复发眼内淋巴瘤：

（1）追加全身化疗，辅以玻璃体腔MTX注射。

（2）如果肿瘤对于全身化疗及玻璃体腔MTX注射不敏感，可进行放射治疗。

复发病例的处理：

（1）如果出现临床复发，需行神经影像学检查，玻璃体和脑脊液细胞学检查，细胞因子及分子生物学检查，然后根据需要决定是否进行玻璃体腔注射治疗。

（2）治疗前行视网膜电图检查评估视网膜功能，用药后用视网膜电图评价治疗毒性作用。

（3）应用甲酰四氢叶酸点眼保护角膜缘干细胞。

3.治疗方式展望

对于该病的临床和生物学特性仍存有疑问。局限于眼内的肿物是否与蔓延至中枢神经系统的肿瘤在微环境上存在差异，PIOL是否有独立的肿瘤生理学特性和基因表达特异性。

PIOL/PCNSL的细胞学特性与全身弥漫性大B细胞淋巴瘤不同（DLBCL）。DLBCL至少分为三个亚型：中心细胞型（GCB）、B免疫母细胞型（ACB）和B细胞型的间变大细胞淋巴瘤（PMBL）。这三种类型在临床表现和预后方面有所不同。PIOL/PCNSL局限于中枢神经轴的生物学特性，提示肿瘤有依赖于特殊的微环境或信号的病理生理学特性。Camil - leri-Broet等对83例PCNSL标本免疫组织化学研究发现大多数都有ACB型的表型。这与早期认为是GCB型的理论相悖。近期对PCNSL和全身DLBCLcDNA构型对比的研究发现，前者非折叠的蛋白反应信号通路呈高表达（MYC和Pim-1凋亡调控因子）；活化的STAT6高表达（IL--4信号的调节子）；存活时间短。

通过与全身DLBCL亚型、中枢神经系统分离的正常B-细胞进行微构型、蛋白组和基因组的对比研究，有助于进一步了解PIOL/PCNSL的病理生理学特性。同时应对全身DL-BCLCNS受累往往存在结外播散，对其深入研究有可能对于PCNSL的特殊的微环境生长需要有所提示。PIOL/PCNSL同DLBCL相比是否有不同的趋化因子和淋巴因子的表达？为什么两种疾病治疗效果不同？是血-脑屏障的作用还是因为PCNSL凋亡区间短？对于DLBCL耐药的研究经验应该同样应用于PIOL。

抗体治疗（利妥昔单抗：对于低度恶性淋巴瘤效果明显）；放射免疫结合物托西莫单抗Ⅰ和ibritumomabY90已经通过FDA认证，对于CD20⁺的淋巴瘤效果明显。免疫毒素BL22为一种结合了细胞致死毒素的单克隆抗体，对CD22的B细胞具有细胞毒作用，在CD22PCNSL和PIOL患者瘤细胞表达阳性。目前对于BL22治疗PC-NSL及PIOL的研究正在进行中，结果值得期待。

（七）预后

不治疗的患者预后差，平均存活1.8～3.3个月随着一些新方案的应用，在一组研究中，中位生存期可达到42.5个月。肿痛复发通常发生在诊断后3年内，5年生存率不到5%。然而，此病对治疗的反应良好，可以治愈，尽管放疗可引起第二肿瘤。早期诊断利于治疗，并应用一些新型的治疗方案，可以提高生存率。

四、原发性腮腺恶性淋巴瘤

腮腺淋巴瘤是唾液腺淋巴瘤的一种唾液腺又称涎腺，是分泌唾液的腺体大唾液腺有3对，即腮腺、颌下腺和舌下腺，小唾液腺又称副唾液腺，其分布广，数量多，主要在口腔、鼻旁窦以及气管等处的黏膜下。据Eneroth报道，约80%的唾液腺肿瘤发生于腮腺，10%位于颌下腺，1%位于舌下腺，其余分布在小唾液腺：原发性腮腺淋巴瘤是一种发生于涎腺的少见恶性淋巴瘤。

（一）流行病学

原发于腮腺的淋巴瘤并不常见，只占所有腮腺肿瘤和（或）肿瘤样病变的0.6%～5%：男女发病率相等，发病年龄一般大于50岁，中位年龄为55～56岁。

（二）病因和发病机制

低度恶性的边缘区B细胞性淋巴瘤和黏膜相关性淋巴瘤常常发生在良性的淋巴上皮性病变和肌上皮涎腺炎的背景中，而肌上皮涎腺炎通常与自身免疫病，如Siogren综合征有关。无自身免疫病的患者则很少发生本病。因此，推测本病与腮腺炎症及免疫功能紊乱有关。

原发性腮腺淋巴瘤的发生与放射线有密切关系：早在20世纪60年代就有把唾液腺肿瘤作为放疗后并发症的报道。Belsk对日本第二次世界大战原子弹爆炸后幸存者进行长期随访，发现30例唾液腺恶性肿瘤与原子弹放射线有密切关系。另外，病毒感染以及经常暴露在烟雾、灰尘中和接触化学品可能也与本病的发生有关。

（三）病理组织学特点

组织病理学及免疫组化分析显示原发腮腺淋巴瘤多为非霍奇金B细胞性淋巴瘤，最常见的亚型为滤泡性小裂细胞型，一般为低度至中度恶性。按2000年WHO分类最常见的亚型为边缘区B细胞性淋巴瘤和黏膜相关性淋巴瘤（低度恶性），少数患者为霍奇金淋巴瘤。

诊断主要依赖腮腺全切或浅小叶切除活检证实。对于一些体弱患者而经不起手术风险的也可应用细针穿刺进行活检。

（四）临床表现

常见症状有进行性增大的非固定性肿块，一般为单侧无痛性的有时可出现局部疼痛、颈部淋巴结肿大或面神经麻痹。一些罕见的病例可同时出现下颌下腺的侵犯，也可出现病变侵犯皮肤或深部组织，并可同时共存一些自身免疫病，如Siogren综合征或类风湿性关节炎等由于本病多为低度恶性淋巴瘤，故就诊时病变多局限（Ⅰ～Ⅱ期），但晚期可发生组织学类型的转换（转换为高度）而播散。

（五）诊断

根据腮腺部位出现的无痛性肿块，经手术活检、病理组织学检查确诊，但本病的误诊率较高，原因是就诊时常常怀疑其他恶性肿瘤，而很少想到本病。本病需与肌上皮涎腺炎、恶性混合瘤、腺泡细胞癌、黏液表皮样癌、腺样囊腺癌、未分化癌等区别。特别是黏膜相关性淋巴瘤与肌上皮涎腺炎的区别较困难，后者常被误诊为"假性淋巴瘤"，免疫组化和流式细胞仪对区别二者是有帮助的，大多数恶性淋巴瘤可显示异常的免疫表型和免疫球蛋白轻链限制，分子遗传学分析可显示免疫球蛋白基因重排为单克隆性。

（六）分期

诊断确立后，应对患者进行分期，故应进行详细询问病史，全面体格检查，进行骨髓穿刺细胞学检查，肝肾功能检查，胸部、腹部和盆腔CT检查等。80%的患者在诊断时为Ⅰ、Ⅱ期原发性腮腺淋巴瘤采用AnnArbor分期。

（七）治疗

在治疗上，Ⅰ期多采用手术切除，术后放疗，放疗推荐剂量为40～45Gy。Ⅱ期手术切除后放疗或化疗。腮腺淋巴瘤对化疗或放疗敏感。病变多发性或有远处播散的Ⅲ～Ⅳ期患者，须应用全身化疗。

Barnes等（1998年）回顾性地研究了33例原发性腮腺淋巴瘤患者，其中7个患者合并有自身免疫病，20例患者确诊时按AnnArbor分期为Ⅰ期，采用的治疗手段是手术随访2年

64%的患者存活。

原发性腮腺淋巴瘤对化疗或放疗敏感。Stein等（2001年）报道了3例腮腺淋巴瘤患者的治疗，2例Ⅱ期患者，1例Ⅳ期患者。经手术活检后应用化疗，3例患者化疗后均很快取得了完全缓解，1例患者从报道时至化疗结束算起已无病生存12个月，1例老年患者在化疗后死于大面积肺炎，另一例患者双侧复发后（经病理组织学证实其低度恶性没有发生转化）应用化疗和放疗又获得了完全缓解。所有的不良反应是轻微的。

Bames等（1998年）对22年来手术切除的820例腮腺肿瘤进行病理组织学检查，有41例确诊为原发性腮腺淋巴瘤，其中33例（80%）为原发，8例（20%）患者既往有淋巴瘤病史。8例通过活检作出诊断，23例通过表浅腮腺叶切除作出诊断，而2例通过全腮腺切除作出诊断。3例（80%）原发腮腺淋巴瘤中，男15例，女18例，年龄为26～100岁（中位年龄66岁），患者的临床表现为就诊时无痛性肿块，7例（21%）合并有自身免疫病，20例（61%）诊断时按AnnArbor分期为Ⅰ期。治疗方法采用局部放疗和（或）化疗对25例至少随防2年的患者中，16（64%）例生存。组织学分级与预后相关（P<0.01）。

Hirokawa（1998年）回顾性分析了5例原发性腮腺淋巴瘤，其中3例为Ⅰ期，2例为Ⅱ期，所有的患者均经CT检查，1例患者经MR检查。2例为中度恶性，1例为高度恶性患者均经手术或化疗后放疗，其中3例手术后应用MACOP-P或VEPA方案化疗。3例有浸润邻近组织的趋势，影像学上表现为不均质性放疗的剂量为40～44Gy，取得了较好的治疗效果。患者随访2～8年，3例Ⅰ期患者没有复发，2例Ⅱ期患者出现复发，但对再次放疗和化疗仍敏感以后均没有再出现复发。表明放疗和化疗对中高度原发性腮腺淋巴瘤有很好的疗效。

五、原发性鼻腔及鼻窦恶性淋巴瘤

（一）病因

淋巴瘤的病因和发病机制迄今尚未阐明，病毒病因学说颇受重视。EB病毒，这类DNA疱疹型病毒可引起人类B淋巴细胞恶变而致Bukitt淋巴瘤，霍奇金淋巴瘤也被认为是一种可能和EB病毒感染有关的疾病。近年来应用核酸分子技术研究EB病毒与恶性淋巴瘤关系的报道越来越多，许多病例证实，鼻腔NK/T细胞淋巴瘤和EB病毒的感染有密切关系。

免疫缺陷也是淋巴瘤发生的重要原因之一。原发性和获得性免疫缺陷是非霍奇金淋巴瘤（NHL）主要危险因素之一：据估计，25%的原发性免疫缺陷患者发展为B细胞淋巴瘤。人类免疫缺陷病毒（HIV）引起的艾滋病（AIDS）患者易发生非霍奇金淋巴瘤（NHL），有学者认为HIV感染的患者发生NHL的概率明显高于健康人。Baris等学者认为有原发性免疫缺陷的患者其免疫调节或基因重组缺陷可能是淋巴瘤发生的重要因素，肾移植、心脏移植及骨髓移植者所致免疫抑制也可能增加恶性淋巴瘤的危险性。Grulich等在悉尼进行的一项病例对照研究结果提示，持久的免疫缺陷状态和B淋巴细胞刺激可以增加

NHL发生的危险性。国内外还有学者认为长期接受免疫抑制剂治疗的风湿免疫性疾病如系统性红斑狼疮、类风湿关节炎、干燥综合征的患者亦可能并发NHL。此外，环境因素、遗传因素、输血、饮酒、吸毒等因素在淋巴瘤的发生发展过程中也起一定的作用。上述潜在的危险因素揭示了淋巴瘤发生的可能病因。

（二）流行病

鼻腔及其周围的鼻旁窦在解剖上与韦氏环（包括口咽、舌根、鼻咽和扁桃体）邻近，因此被认为是淋巴瘤的潜在原发部位。然而，原发于鼻窦的结外非霍奇金淋巴瘤（NHL）很少见，占所有NHL病例数的0.17%～2%，占头颈部结外淋巴瘤的6.4%～13%及成人鼻窦区所有恶性肿瘤的5.8%。

与原发性韦氏环的NHL不同，鼻腔的NHL多以T细胞为主，与EB病毒感染有关，且预后不良，多发于亚洲和南美人群，而西方人群少见。此病多见于男性，约为女性的2倍。Frierson等观察到在发病年龄上两性别之间有惊人的差别：男性45岁，女性76岁。

（三）病理分类

淋巴瘤一般分为霍奇金病和非霍奇金淋巴瘤。鼻腔淋巴瘤多为非霍奇金淋巴瘤。WHO建议淋巴样肿瘤应按其构成细胞的免疫表型和分子遗传分析加以分类。根据免疫组化可分为T、B和NK/T细胞淋巴瘤三种亚型。Cheung等报道的113例鼻腔淋巴瘤患者，其病理类型分布如下：NK/T细胞淋巴瘤占45.1%；T细胞淋巴瘤占21.3%；B细胞淋巴瘤占3.6%。多数学者研究认为NK/T细胞淋巴瘤是最常见的发生在鼻腔及鼻咽部的非霍奇金淋巴瘤过去认为NK/T细胞淋巴瘤与T细胞淋巴瘤之间是没有区别的。随着研究的深入，最近几年，大多数学者已经认识到NK/T细胞淋巴瘤是一种独特的临床病理类型。目前认为这样分类比较恰当，因为NK/T细胞淋巴瘤和T细胞淋巴瘤在组织病理学特征、病变的部位、预后以及地理分布等许多方面是不相同的。

（四）临床表现

鼻窦区NHL的主要受累部位有：中鼻甲、鼻中隔、筛骨（常与上颌窦受累有关）、额窦及蝶窦（极少受累）。常见播散至邻近的组织有：颈部皮下组织、口腔、腭扁桃体及喉、眼眶及翼突上颌窝以及中枢神经系统。

1.常见症状

临床表现与病变部位及范围有关，无特异性。一般以鼻腔的破坏以及表现为面部中线的肿瘤最常见，初期常为"感冒"或"鼻窦炎"的症状，可持续相当长的时间，甚至达数年，难以治愈。最常见的首发症状以涕中带血、鼻恶臭、鼻塞、下鼻甲黏膜粗糙、增厚等多见，可伴有鼻出血、持续性黄脓涕、鼻痛等不典型症状。发热为常见症状，一般在38℃以上，常因激素治疗而下降，但波动性较大。如具备上述症状，经过正规系统的抗感染治疗体温不降，而类固醇激素治疗有效的患者，应高度怀疑该病。局部检查早期鼻腔黏膜充血、肿胀、分泌物增多、出血或可见肉芽增生，继而进行性坏死破坏，形成难以治愈的鼻、咽等部位的溃疡，并导致鼻中隔坏死、穿孔、鼻甲脱落、鼻外形改变，甚至骨质破坏、脑神经受损。患者就诊时的鼻腔局部溃疡及肉芽样新生物最常见。全身症状可伴有体重下降、身体消瘦等。后期患者可出现轻度的肝脾肿大、黄疸等症状。

2.辅助检查

（1）腹部B超检查腹膜后淋巴结、肝、脾是否肿大。

（2）骨髓穿刺涂片检查以了解骨髓是否侵犯。

（3）脑脊液检查以了解中枢神经系统有无侵犯。

（4）上颌部CT诊断可显示受累腔窦呈现不透光区，骨质侵蚀或破坏，肿瘤浸润眼眶或上颌窦及鼻咽部肿块。

CT是诊断本病的主要检查方法，平扫即可作出诊断，增强扫描对诊断价值不大，但可区分肿瘤和阻塞性炎症；MRI的价值在于准确描述病变的范围，尤其对弥漫型淋巴瘤价值更大，帮助临床更准确分期。

（五）诊断

根据鼻腔检查发现肿物堵塞、黏膜溃疡和隆起不平，易累及上颌窦和颈部淋巴结的特点。X线平片显示上颌窦密度增高、黏膜肥厚，CT显示鼻窦软组织密度影、黏膜肥厚和骨膨胀性改变或骨质破坏，大部分病例血沉、乳酸脱氢酶、血清铜/锌比值升高。确诊依靠病理活检。

（六）鉴别诊断

1.Wegener肉芽肿

Wegener肉芽肿是以小血管为主要侵犯对象的自身免疫性疾病，坏死性血管炎和肉芽肿性炎是其基本病理学特征，根据受累的器官和组织分为全身性和局限性。男女发病率相似，40~50岁多见，年轻人少见。发病率在我国比鼻腔NK/T细胞淋巴瘤低。一般均有发热、贫血、体重下降、白细胞升高和血沉加快。病变开始于鼻、鼻窦等，呈进行性坏死破坏，但不如鼻腔NK/T细胞淋巴瘤严重。一般不破坏软骨，鼻畸形少见。但常累及肺和肾脏等，引起呼吸道脉管炎或局灶性肾小球肾炎，常有肾功能及尿常规异常，晚期有血尿素氮和肌酐水平升高，最后因肺、肾衰竭或继发感染而死亡。病理形态学上特征性改变是在一般炎性肉芽肿改变的基础上有纤维素样坏死性小动脉、小静脉炎及血管周围炎；另一特点是多数病例炎性组织内含有巨细胞、多核巨细胞浸润在血管周围形成巨细胞动脉炎。肾脏受累时可见灶性肾小球肾炎、肾小球周围炎及血管炎所有病例的病变组织中均无异型细胞。1990年美国风湿病协会制定了WG的诊断标准：

（1）鼻或口腔炎症。

（2）胸部X线片表现为固定性结节状浸润或空洞。

（3）肾损害。

（4）活检表现为肉芽肿性炎症。如果一个血管炎患者符合以上标准中的2项或2项以上即可诊断。

现已公认Wegener肉芽肿是一种自身免疫性纤维素性血管炎皮质类固醇联合细胞毒剂为治疗Wegener肉芽肿的首选。

2.特发性中线破坏性疾病（IMDD）

IMDD多始于鼻部，之后渐延及面部中线，是一种以进行性坏死性溃疡为临床特征的少见肉芽肿。本病病因未明，病理检查多为慢性非特异性肉芽组织和坏死，其中有多种成分的炎症细胞浸润由于病理实体各异，故其命名与分类繁多，诸如坏死性肉芽肿、致死性中线性肉芽肿、面中部特发性肉芽肿及中线恶性网织细胞增生症等，目前临床习用恶性肉芽肿，反复活检为急、慢性炎症和坏死，缺乏异型细胞浸润，小血管壁无纤维素样坏死及无多核巨细胞形成；病灶分泌物涂片或培养未能证明有特殊病原菌存在；病变局部放射治疗效果良好，小剂量疗效可控制发展，甚至可长期存活。

3.鼻腔乳头状瘤

鼻腔乳头状瘤是鼻腔黏膜发生的良性肿瘤，占所有鼻腔肿瘤的0.5%~5%。乳头状瘤的发生与HPV感染有关，原位杂交证实有HPV6/11型存在。临床表现男性多于女性。临床主要症状是鼻塞及鼻出血。绝大多数原发于鼻腔顶部或侧壁，也可以发生于鼻窦，常为单侧发生，鼻中隔较少见。手术是治疗乳头状瘤的唯一选择，可根据肿瘤的大小及侵犯的范围选择不同的术式。鼻内镜下手术切除是目前较先进的一种治疗鼻腔及鼻窦乳头状瘤的方法。另外，还应注意与鼻腔黏膜炎症、鼻硬结病、高分化鳞状细胞癌等病变相鉴别。

（七）治疗

各期疾病均可用化疗和局部放疗联合治疗，尤其是对于肿瘤鼻腔浸润患者：对于IE期患者单独应用放疗，放疗范围一般仅限于鼻腔，但有的学者推荐应包括整个鼻腔、上颌窦和后组筛窦。原发肿瘤扩散到鼻腔外的患者，范围应扩大到包括受肿瘤侵袭的邻近组织。有研究表明，早期鼻腔NK/T细胞淋巴瘤和发生在头颈部的鼻型NK厅细胞淋巴瘤，单纯放疗或放疗加化疗的疗效，显著优于单纯化疗或以化疗为主的治疗方案。有两项研究证明，放疗和放疗加综合治疗比较，放疗加综合治疗并不能提高生存率。

此外，对于化疗失败或未控制的患者，经过放疗挽救治疗，可得到很好的治疗效果。最近几年，发表的较大宗病例研究表明。对于鼻腔和头颈部鼻型NK/T细胞淋巴瘤，单纯放疗或以放疗为主的综合治疗，其5年生存率为30.0%~86.0%；而单纯化疗或以单纯化疗为主的综合治疗，其5年生存率仅为15.0%~40.0%。多数学者认为局限的鼻腔NK/T细胞淋巴瘤通常对放疗敏感。病变范围广泛的鼻腔NK/T细胞淋巴瘤则需要更进一步加强治疗，比如强化化疗，自体的或者异体的干细胞移植。考虑到在这些研究中接受早期放疗患者的例数只是少量的，因此早期放疗的明确优势尚需在大样本、前瞻性的研究中证实。在他们的研究中还发现，对化疗抵抗超过了放疗。那些从来没有接受过放疗的患者5年迄今生存期和无复发生存期低于那些接受放疗的患者。

对于复发的弥漫性大B细胞淋巴瘤，有确凿的数据表明自体干细胞移植（ASCT）对于提高生存率有益，但对于T细胞或NK/T细胞淋巴瘤来说，尚无确凿证据表明自体干细胞移植能提高其生存率。两个研究涉及50名白种人体干细胞移植的病例报道3年生存率为39%~58%。但是，这50个病例组织学上干细胞是异体的，且涉及五种不同的WHO淋巴瘤分类而且20%的病例未分类。传统的鼻腔淋巴瘤治疗，中位5年生存率仅50%。局部疾病、化疗反应和缺乏骨髓使得自体干细胞移植成为最有吸引力的治疗方法。

总之，早期的、局限的鼻腔淋巴瘤的治疗首选放射治疗，中、晚期病变范围广泛的患者一般要选用放疗联合化疗以及强化化疗以放疗为主的治疗方法优于单纯化疗；化疗加放射治疗并不能提高生存率，但化疗后局部区域复发的患者通过放疗可得到很好的挽救性治疗。目前最有前景的治疗方法为自体干细胞移植。

（八）预后

发生于鼻腔的NHL较原发于鼻旁窦和韦氏环的NHL预后要差。当然，推断其预后时也应考虑两个因素：疾病分期和鼻周扩散。ⅠE期患者中，单中心鼻周扩散及单独局限于鼻腔者较同期肿瘤侵袭鼻旁窦者预后要好。单纯鼻腔NHL患者5年生存率显著高于扩散到鼻旁窦者；高分期患者（ⅡE、ⅢE、Ⅳ）预后较差，常规化疗并不能显著提高其生存率ⅠE~ⅡE期患者5年生存率变化在30%~60%，而ⅢE期和Ⅳ期患者仅30%鼻窦淋巴瘤中原发部位及其表型均为重要的预后因素不论复发率还是顶后，T细胞淋巴瘤均显得较B细胞淋巴瘤差。

六、原发性腭部恶性淋巴瘤

原发于腭部的恶性淋巴瘤主要是指发生于口腔硬腭处的淋巴瘤，发生于软腭的淋巴瘤则称为咽部淋巴瘤。

（一）流行病学

发生于腭部的淋巴瘤相对少见。年龄从19~78岁都可发病，但老年人居多，Tomich等（1975年）报道21例硬腭淋巴瘤，平均年龄为70岁。

（二）病因和发病机制

在有些病理中发现EB病毒感染。Staudenmaier等报道1例19岁患者于硬腭处发现肿物，最后证实为EB病毒相关的T细胞性鼻型淋巴瘤。

（三）病理组织学特点

病理分类多为B细胞性淋巴瘤，包括黏膜相关性淋巴瘤和弥漫大细胞性淋巴瘤，可为T细胞淋巴瘤或T/NK（T淋巴细胞/自然然杀伤）细胞淋巴瘤。

腭部淋巴瘤需要与发生于硬腭的高度增生相鉴别：硬腭高度增生的临床表现一般为缓

慢生长的肿块，位于硬腭后部，同时可伴有多处病变及淋巴结肿大。形态学上可见高密度淋巴细胞浸润，可见淋巴滤泡，生发中心不明显，套区界限不清。腭部的滤泡性淋巴瘤与滤泡性淋巴样增生鉴别较为困难，必要时可作免疫组化检测免疫球蛋白轻链和bcl-2蛋白以及检测基因重排等进行鉴别。

（四）临床表现

腭部淋巴瘤主要表现在硬腭后部的肿块，初始时可能无症状或仅有轻微的腭部不适，随着肿块逐渐增大，可有进食阻挡感觉。若肿块进一步增大，肿块坠入咽部，可影响呼吸功能。有时肿块在生长过程中或经化疗后可脱落，造成出血早期一般不侵犯骨质，继续发展至晚期，可穿破骨质进入上颌窦或鼻腔。多数患者因肿块增大、溃疡、出血而就诊。

（五）诊断

腭部淋巴瘤的诊断较困难，需要多次活检。可应用血清学和分子生物学检测EB病毒。也可应用免疫组化确定T细胞与B细胞。

多数患者可经口腔检查发现肿块，确诊需肿块活检病理组织学检查。

CT检查常能了解有无骨质破坏以及是否侵犯邻近的上颌窦或鼻腔。腭部淋巴瘤主要是局部肿块的生长和邻近组织的侵犯，患者就诊时多为Ⅰ～Ⅱ期病变颈部淋巴结一般不肿大，较少出现远处转移。晚期可有颈部淋巴结肿大和远处播散。

（六）治疗

既往应用放疗或化疗，疗效不尽满意。Tomich等（1975年）报道14例原发性腭部恶性淋巴瘤放疗或化疗后，8例死于疾病播散，3例带瘤生存，3例无病生存。近些年，新的化疗药物的临床应用，大大改善了淋巴瘤的预后。Sunba等（2000年）报道37例原发于口腔的非霍奇金淋巴瘤（Ⅰ期24例、Ⅱ期13例）的治疗，结果为5年生存率73%（中度恶性85%，高度恶性L4%）。目前治疗多主张Ⅰ～Ⅱ期放疗，DNIV期先应用联合化疗，然后局部放疗其疗效及预后较好。

七、原发性扁桃体恶性淋巴瘤

扁桃体原发性恶性肿瘤以弥漫性非霍奇金淋巴瘤最为常见，其次是鳞癌及少见的血管肉瘤等。

（一）流行病学

韦氏环是NHL的主要累及部位，是第二大常见的NHL结外侵犯部位（胃肠道位于第1位）在发生于韦氏环的NHL中，原发于扁桃体的占80%，其平均发病年龄为42岁。

（二）病因和发病机制

有些资料显示原发性扁桃体恶性淋巴瘤与扁桃体炎有一定的关联，反映出抗原刺激对淋巴组织增生的作用。

（三）病理组织学特点

发生于扁桃体的淋巴瘤，其组织类型有弥漫大细胞性NHL、弥漫型混合细胞性NHL、小细胞性NHL和NALT型NHL。它显示从低度恶性到高度恶性发展的变化，并且与其他高度恶性淋巴瘤难以区分。

（四）临床表现

临床表现咽部异物感、咽痛、吞咽梗阻、语音含糊不清，也可伴有全身症状，如发热、盗汗等。体检可见单侧或双侧扁桃体肿大，表面不平，呈暗红色，有时表面可发生糜烂、溃疡，有伪膜覆盖颈部淋巴结肿大者，可触到颈部肿块。

（五）诊断

通过扁桃体活检可确定诊断。由于其表面可有正常组织覆盖，所以活检时应稍深一些，以免漏诊。单侧扁桃体肿大，表面光滑，40岁以上，咽病、抗感染治疗2周以上无效者，应考虑此病行扁桃体深部活检术，通过病理检查确诊。

（六）治疗

治疗可采用化疗加放疗，一般不主张扁桃体切除，

张春丽等（2001年）总结1980～1995年原发扁桃体的恶性淋巴瘤10例，ⅠEA1例、ⅠEB2例，ⅡEA3例，ⅡEB4例，cSPP方案单纯化疗1例，综合治疗9例，8例行扁桃体摘除术结果为5例随访10年，1例全身转移死亡，4例随访5年均无复发。化疗可以迅速控制全身症状和放射野以外的隐匿病灶，并可使放射野缩小。放射治疗范围应包括整个咽淋巴结环及颈部淋巴结。由于一部分扁桃体NHL可以在胃肠道复发，所以提倡每6个月进行一次胃镜检查并取活检以排除，直到诊断后5年。吴青莲（2000年）回顾分析1988～1993年收治扁桃体非霍奇金淋巴瘤57例临床资料，结果为以寿命表法统计5年生存率，全组5年总生存率为46.5%，其中Ⅰ～Ⅳ期分别为75.0%、58.7%、0%，CR为59.7%，残存率（PR＋MR＋PD）为40.3%。CR组5年生存率为64.7%，残存组无1例生存2年。治疗后肿瘤退缩情况与治疗前患者的体力状况、临床分期、瘤体大小、病理类型、是否伴B症状密切相关，结论为Ⅱ期以上小高度恶性NHL实行化疗＋放射治疗＋化疗的综合治疗。初治时达CR是提高生存率的关键。

复发和全身播散是治疗失败的主要原因。Enfo等（1996年）分析38例原发扁桃体非霍奇金淋巴瘤，认为对于肿块较大的Ⅰ、Ⅱ期患者，应先化疗，然后放疗。Barista等

（1995年）则认为具有侵袭性组织类型的Ⅱ期患者，应选择联合化疗治疗。

　　总之，病理组织学提示浸润性Ⅱ期扁桃体NHL或高度恶性B细胞NHL可以用化疗和放疗的联合疗法来治疗。综合治疗可提高扁桃体恶性淋巴瘤的存活率，原发扁桃体非霍奇金淋巴瘤治疗缓解后需注意胃肠道复发，应定期应用内镜行胃肠道检查。

（七）预后

　　恶性度、分期和肿瘤负荷是扁桃体NHL最重要的预后因素。一般T细胞淋巴瘤较B细胞淋巴瘤恶性度要高。原发扁桃体细胞淋巴瘤的病例多数复发很快，并且生存期短暂。复发病例中有50%发生在疗后第1年，25%在第2年，直到5年后仍有复发出现，死于该病的患者中位生存期为2~3年，但原发扁桃体B细胞淋巴瘤联合化疗和放疗后预后较好。大多数报告认为：年龄、临床分期及B症状是独立的预后因素。年龄<65岁、临床Ⅰ期、无症状者生存率较高，其5年生存率和肿瘤的分型及分期有关ⅠE期5年生存率为80%，ⅡE期仅为25%而治疗前卡氏评分<60分，伴B症状，病理为高度恶性Ⅲ、Ⅳ期NHL，治疗中B症状未改善，治疗后肿瘤残留者预后极差。

第五章　颅底和后颅凹肿瘤

一、概述

近年来，以三维适形放射治疗（3DCRT）和调强放射治疗（IMRT）形式开始应用影像引导放射治疗（IGRT）。

因其颅底和后颅凹肿瘤非常接近一些放射敏感器官，如晶状体、眼、视交叉、听觉器官和脑干，所以该部位肿瘤的放射治疗具有挑战性。正常组织对放射的耐受性是限制剂量的主要因素，利用3DCRT或IMRT的目的是给肿瘤达到控制量，而周围正常组织控制在它们的耐受剂量内。KS Chlfford Chao描述颅底可以发生许多种肿瘤，而目前没有一个统一的分类标准，因此，一般的分类标准是肿瘤的位置和生物学行为。我们复习颅底的解剖，便于我们勾画靶区和正常结构。

二、解剖

颅底可分为前、中、后颅窝。前颅窝的前部由额骨眶板和筛骨筛板构成，后部由蝶骨小翼的后边和交叉沟的前边构成，下面是颅底前部，通过额骨底与鼻窦相隔，其中包含额叶、眼眶和视神经。蝶骨平面是一个平坦的区域，中间被筛骨的筛区和交叉沟隔开。筛板内走行嗅神经和筛前神经。交叉沟是线状结构，横向延续为视神经管进入颅内侧缘，视神经在视交叉处联合，视交叉在颅底、蝶鞍上部的鞍上池内，视觉通路的背外侧有下丘脑和大脑脚的喙部。

中颅凹前部由蝶骨小翼的后边、前床突、交叉沟前嵴构成，后部由颞骨岩突构成。中颅凹大致可分为三个区域，正中主要由蝶骨构成（蝶鞍和蝶窦），由硬脑膜覆盖，并有2个重要胚胎结构：脊索和拉特克囊。两侧有许多沟和裂（颅中窝中部、海绵窦（CS）、美克耳腔（MC）。两侧是蝶骨大翼，无沟、裂，此区与翼突区和颞下窝关系密切。Cs和MC与大部分沟孔相连，MC是一个疏松的硬膜管，围绕着三叉神经和三叉神经节。Cs是一个静脉窦结构，位于两层硬膜之间，将垂体窝和蝶骨体隔开。Cs位于MC的内上，向前延伸，三叉神经眼支（V1）通过CS到眶上裂，上颌神经在海绵窦内走行更短距离进入圆孔，下颌支出MC后不经过Cs，动眼神经（Ⅲ）、滑车神经（Ⅳ）、外展神经（Ⅵ）经过Cs到眶上裂，颈内动脉出颈动脉管后也通过Cs。视神经管和眶上裂开口于眶内，在眶上裂末端，圆孔由后向前通过颅底，即从海绵窦到翼腭窝（PPF），在眶下裂（IOF）水平进入此窝，三叉神经上颌经圆孔到眶下裂变成眶下神经支配面部。翼管在圆孔下中部，翼神经和动脉由此通过--由破裂孔前壁到翼腭窝。卵圆孔位于棘孔前内侧卵圆孔内走行三叉神经下颌，出颅进入咬肌间隙，同时伴行副脑膜动脉和岩浅小神经，棘孔内走行脑膜中动脉和下颌神经返支。翼腭窝是一个重要的界标，它可经圆孔和棘孔提供肿瘤向颅底中部和中颅凹播散的通路；经眶下裂向眶内；经翼上颌裂到颞下窝；经蝶腭孔到鼻腔；经腭大孔到口腔。

后颅凹包含小脑和脑干，由蝶骨的鞍背、斜坡、枕骨、颞骨岩部、乳突和顶骨构成，第Ⅶ~Ⅻ脑神经经此出颅。颈静脉孔位于枕骨和岩骨之间，颈静脉孔上方是内耳门，其间走行面神经、听神经和内听动脉。

三、诊断

（一）病史

1.脑膜瘤

Kurland等（1982）报告脑膜瘤占颅内原发肿瘤的15%，每年发病（1~6）/10万人。

脑膜瘤起源于脑膜的蛛网膜细胞，发病高峰在60~70岁。男女比例是1：（1.4~2.8）。大部分脑膜瘤发生在脑矢状面凸面。世界卫生组织（WHO）限定6种不同组织学类型（Ⅱ级：不典型的透明细胞和脊索样的；Ⅲ级：间变的，乳头状的，棒状的），临床上呈侵袭性生长的更容易复发和转移。尽管脑膜瘤在颅底较少见，但可发生在蝶骨任何部位，如大翼、蝶平面、鞍结节、斜坡、鞍旁、视神经鞘、岩部或三叉神经。颅底脑膜瘤沿脑膜或骨内扩散，可累及颅外。

2.鼻腔神经胶质瘤

鼻腔神经胶质瘤（嗅神经胶质瘤或神经内分泌癌）占所有鼻腔恶性肿瘤的1%~5%，起源于鼻中隔上三分之一、筛板、上鼻甲的嗅上皮的基底细胞，有神经和上皮两种分化谱。

发病无性别差异，平均发病年龄45岁，发病高峰20~50岁（Morita等，1993）。早期症状通常是鼻塞和鼻出血，侵犯眼眶和嗅觉减退也是常见症状。同时有颈部淋巴结转移的占17%~47%（Davis等，1992）。在肿瘤复发时可以发生血行转移，主要转移到肺、骨、骨髓或皮肤。

3.脊索瘤

脊索瘤在所有恶性骨肿瘤中占1%，起源于残留的脊索。脊索的末端在蝶骨，因此颅底的脊索瘤起源于斜坡区。35%的脊索瘤发生在颅底，50%发生在骶尾部，15%发生在脊柱。骶骨和脊柱的脊索瘤比颅底脊索瘤更易于转移，转移部位主要是肺、骨、淋巴结、肝和皮肤，硬膜内转移发生在颅底脊索瘤术后，但少见（Krol等，1989）。

4.颈静脉球瘤

颈静脉球瘤（GJT）又叫神经节细胞瘤或化学感受器瘤，是一种罕见的肿瘤，发病率约1/100万。GYr是最常见的中耳恶性肿瘤，起源于一种特殊的神经嵴，叫副神经节细胞，由两种细胞组成：主细胞和支持细胞。GⅡ是神经内分泌肿瘤，血管球体的主细胞是交感神经节的嗜铬细胞，含有嗜铬颗粒，释放儿茶酚胺。Gulya（1993）报告血管球体的功能类似颈动脉体化学感受器，对血液的pH值、血氧和二氧化碳分压敏感，通过释放各种递质影响血压。血管球体血供丰富，有双重神经支配：舌咽神经的鼓室支和迷走神经的耳支。尽管GJT通常多为良性、生长缓慢，但仍具破坏性，大约3％的患病者是恶性的Gulya（1993）。GJT发病女性占多数，女：男为（4~6）：1。

发病高峰在50~60岁。GJT的高发部位是颈静脉球区：多见于舌下神经管、颈静脉管的神经血管结构，颞骨可能受累。概括来说，GJT患者表现为耳鸣、头痛、听觉过敏、耳聋、眩晕以及第Ⅶ、Ⅷ、Ⅸ、Ⅹ、Ⅺ、Ⅻ脑神经的损伤。

5.髓母细胞瘤

Gajjar等（1999）报告髓母细胞瘤占儿童脑瘤的20％，发病平均年龄是6岁，约有25％在3岁前发病，成人髓母细胞瘤一般在30~50岁发病，占髓母细胞瘤发病率的10％~20％。

大多数起源于小脑蚓部，肿瘤生长可充填第四脑室并常常压迫脑干。髓母细胞瘤易沿蛛网膜下腔通过脑脊液（CSF）播散，发生率有20％~25％。

（二）症状和体征

颅底肿瘤常见症状有：硬膜受累引起的眶额部疼痛，视神经或海绵窦内诸神经受累可引起视觉障碍。前颅凹和副鼻窦受累可导致嗅觉异常和额部症状，例如：额叶肿瘤常导致颅压增高，癫痫，性格改变；鼻旁受累常有嗅觉减退，鼻塞，鼻漏，鼻出血。肿瘤影响鞍区和垂体窝导致视交叉和下丘脑症状，视交叉受累可导致视觉障碍，单侧或双颞侧偏盲。内分泌症状，如糖尿病，尿崩症，闭经，阳痿或垂体卒中等能在垂体或下丘脑受累的病例中可见。

中颅凹两侧，颞下窝或蝶骨翼的肿瘤可以侵犯眼眶，引起眼球突出，复视或单侧视觉缺失。中颅凹中间，包括Cs和MC的肿瘤可引起一个或多个脑神经（第Ⅲ~Ⅵ脑神经）的功能障碍，此区肿瘤还可包绕或压迫颈动脉引起脑缺血。岩骨和斜坡的肿瘤还可引起脑神经受损，小脑症状，皮质脊髓束受累或颅压增高。内耳听道或桥小脑脚受累可引起听力下降或缺失，继续发展可以压迫小脑或脑干。

头痛，呕吐（颅压增高的表现）和共济失调是典型后颅凹肿瘤的症状。

（三）体格检查

已知患者有颅底损伤时需要有临床脑神经检查和疾病范围的图像证据。体格检查主要依据神经方面的检查，如颅底病变的脑神经症状、后颅凹病变的小脑功能改变等。

（四）影像学

治疗前和治疗后随访神经影像都是非常关键的，肿瘤的不同影像学特征有助于预测肿瘤的组织学类型和肿瘤轮廓的勾画。重要特征包括：钙化，间质成分，骨质增生，强化形式，在MRI上流空效应以及在CT上血供的丰富程度等都是重要的特征。CT和MRI在颅底肿瘤的诊断和治疗上往往是互补的。CT在观察钙化，轻度皮质受累，骨质破坏等方面占优。而MRI发现软组织细节方面，如脑内肿瘤侵犯、压迫，脑神经及神经孔的肿瘤播散以及对血管包绕，血栓形成等更好。生长缓慢或偏良性病变通常表现为推挤或压迫骨性结构，而侵袭性的病变往往造成骨质破坏（溶骨样或蚕食状）。大多数累及骨头的肿瘤在MRI上表现为正常的骨髓（T_1高信号）被肿瘤组织代替（等信号）。有时需要结合临床症状确定病变，如神经支配障碍[咀嚼肌出现问题：MC或卵圆孔；同侧舌麻痹：舌下神经管]。斜坡肿瘤，MRI表现为局部骨质破坏，骨碎片T_2加权明亮的高信号，则提示为脊索瘤。颈静脉孔起源，蚕食样骨质破坏，伴有或不伴脑神经损害、耳鸣，提示GYr。无骨质破坏的神经孔扩大或肿瘤累及颅内外，则提示神经鞘瘤或脑膜瘤。内耳道肿瘤明显强化，临床有听力障碍，则高度怀疑听神经瘤。肿瘤累及鞍区，鞍旁或鞍上池，伴中颅凹破坏，应马上考虑侵袭性垂体腺瘤。

四、综合治疗

（一）脑膜瘤

　　一般是通过根治性手术治疗，但有时手术风险较大，因为20%～50%的脑膜瘤位于颅底，手术治疗并不安全。最近的一项研究显示，斜坡脑膜瘤手术切除后，有22%～91%的患者并发永久性脑神经损伤，平均54%的患者再发新的神经系统疾病。为减少神经损伤，外科一般采取次全切除，所以，这些病例往往需要辅助治疗，因为可能有10%～56%的肿瘤会在次全切除后复发。一组数据显示，脑膜瘤次全切除后行分次放射治疗，会提高肿瘤控制率。Goldsmith等（1994）发现，经次全切除及术后放射治疗，良性脑膜瘤的5年无瘤生存率是87%，恶性脑膜瘤为45%。而通过CT/MRI定位的放射治疗，良性者5年无瘤生存率达98%。对于恶性或不典型脑膜瘤，小样本的观察证实了放射治疗的益处。与此相似，立体定向放射外科也用于脑膜瘤的治疗。Kondziolka等（1999）报道，一组99例患者最少5年的随访，获得93%的临床肿瘤控制率。他们推荐，对直径小于3cm，边缘规则未压迫视交叉的脑膜瘤可以用γ刀治疗。

（二）鼻腔神经胶质瘤

　　局部肿瘤的首选治疗是手术，将肿瘤、筛板及覆盖硬膜一并整体切除。病情较重时，术前放射治疗及化疗是首选或术后放射治疗。

　　环磷酰胺、长春新碱、阿霉素等常与放射治疗同步应用，以铂类为主的化疗方案则主要针对进展期、高分级的肿瘤。单纯放射治疗仅适用于不适合手术的患者。对疾病进展和生存期缩短，最主要是外科术后边缘残留，所以单独外科根治性切除局部易复发，最近一系列报道认为，高剂量的术后辅助放射治疗可提高局部控制率。估计5年生存率是74%～87%，10年生存率是54%～60%，局部复发再次治疗后的5年生存率是82%。我们推荐在一个根治性的手术前或术后尽量给予放射治疗（剂量60Gy）及同步化疗。因为积极的、多种方法的联合治疗已被许多治疗中心所接受。

（三）脊索瘤

广泛而彻底的切除是治疗首选，但大部分病例并不容易做到，对于那些手术边缘阳性或有肿瘤残留的病例主张给予辅助放射治疗。Munzenrider等（1999）认为用质子束治疗颅底脊索瘤非常理想，因为这种射线投照精确，局部病灶达到高剂量而周边正常结构受量很小。Habrand等（1999）推荐用质子—光子治疗，5年实际生存率为68%，无瘤生存率是63%。Romero等（1993）认为对于术后有镜下残留的患者，给予48Gy总量的术后放射治疗效果要明显好于给予40Gy以下的患者。Klekamp等（1996）报道，术后给予60-70Gy的放射治疗对比未行放射治疗者，其复发间隔明显延长。

IMRT具有照射准确，剂量高但不增加周边正常结构损伤的特点，可是目前还没有疗效对比的报道。

如果可能，我们推荐用立体定向分次放射治疗或IMRT的方法给予总量66.6Gy，单次1.8Gy的处方剂量。

（四）颈静脉球瘤

GJT的治疗曾一度摇摆不定，从外科手术的绝对首选到更多地依赖放射治疗，而现在则逐渐趋向于根据不同的病变形态选择治疗方法。手术的目的是将肿瘤完全切除，而常规分割，体外放射治疗或立体定向放射治疗的目的是延缓肿瘤生长和局部扩散，使肿瘤得到长期控制，避免其引起症状和神经损伤。外科切除的局部肿瘤控制率变化很大，从0~90%，外科切除涉及并发症和死亡率，一般来说，在不同单位，肿瘤完全切除率是40%~80%。GJT的生长可被外放射治疗所抑制，局部肿瘤控制率达85%~100%，症状得到改善，并发症率是0~10%。

尽管存在局限性和种种偏见，事实是多数报道外科与放射治疗有相似的肿瘤控制率（0~90%）。

但是接受放射治疗的一般都是病变较大或局部浸润严重而无法手术的患者。与疾病有关的死亡仅限于个别患者，而且是存在肿瘤残留或复发，与治疗模式无关。因此，GJT的治疗以何者为主，争论的焦点应放在如何降低死亡率上。外科治疗适应证的选择，应针对那些年轻患者，病灶容易切除，无严重神经受损者。这个选择主要是为了避免放射所诱发的二次恶变的发生，虽然这种概率很小。颈内动脉受累（可通过球囊阻塞试验证实），对侧SNHL，同侧肿瘤伴对侧低位脑神经损伤，静脉回流受阻或患者不能耐受手术，都应选择单纯放射治疗。

我们推荐用常规分割IMRT的方法治疗那些形状不规则的肿瘤，剂量要接近对放射敏感的正常结构的耐受量，处方剂量一般是45-50Gy（1.8~2Gy/次）。围绕影像上可见的肿瘤作为CTV，勾画PTV时加3mm的边缘以抵消系统误差。

(五) 髓母细胞瘤

最初，手术的目的是最大限度切除肿瘤和重建脑脊液循环，大体肿瘤切除（肿瘤切除 >90%，残留面积<1.5cm²）因肿瘤已侵犯脑干或大脑脚而受到限制。一般90%的3岁以上儿童患者可以实现次全切。术后1~3天内神经影像检查非常必要，它可以确定术后残留的程度，决定预后。

术后进行普通放射治疗及化疗。放射治疗要求包括整个脑脊髓的放射治疗颅后窝给一个追加剂量。以前对脑脊髓的常规剂量是36Gy（1.8Gy天），病灶大体切除与术后CSI可以使病灶5~10年不进展，生存率近于65%。儿科肿瘤学研究组和儿童癌组织进行一项随机研究，在平均危险度的脑膜瘤患者中进行CSI治疗剂量分别为36Gy和23.4Gy，后进行对比建立了消除肿瘤超过90%，残存病灶小于1.5cm²的标准剂量，减少脑脊髓的放射治疗剂量（23.4Gy）将会增加早期再发的危险；早期孤立脑脊髓再发与标准剂量（36Gy）相比降低了5年及总生存率，这些结果已被证实而且表明随时间变化不显著（8年生存分析）。

低剂量CSI（23.4Gy）联合以铂类药物为基础的化疗，疗效与单纯常规剂量放射治疗相当。而发生转移时则需要36~39Gy的脑脊髓量。后颅凹追加剂量涉及整个幕下体积的照射，现在尽量用3DCRT的方法去避开听觉器官，并尽可能避开垂体丘脑区，局部累及剂量54~55.8Gy。减少追量体积，使之尽可能与瘤床吻合，是目前儿童肿瘤组研究的目标。目前正在研究用IMRT方法瘤床追量，减少耳毒性和其他相关于全后颅凹照射的并发症。

Pirzkall等（2000）用3种不同理论比较IMRT和3DCRT技术，特对复杂形状的靶体积，用IMRT脑膜瘤患者能明显提高靶的适形性和覆盖率，分别为10%和36%。提高适形指数，从CRT的1.27到IMRT的1.12~1.16。另外，在有同样的邻近危险器官的情况下，IMRT可增加照射剂量，降低危险器官的剂量。

五、颅底和后颅窝肿瘤的调强放射治疗

(一) 模拟

患者固定是IMRT治疗的重要环节。根据照射部位对IMRT治疗的患者订制固定装置。

对于脑部或颅底病灶，患者采用仰卧位订制了围绕型头模。整个头部采用头模固定。这个装置可以固定在立体定向头颈部定位系统上，因而能够采用CT、MRI、正电子发射断层扫描（PET）。我们所使用的方法摆位精度1mm左右，尤其是颅底区域肿瘤摆位精度很高。

患者的计划CT扫描范围取决于肿瘤部位和分期。对于头颈部区域的肿瘤，有必要照射不同的颈部淋巴结分区。因此，在进行计划CT之前，应首选进行颈部诊断CT扫描和超声波检查。另外，放射肿瘤医生应该决定是否需要非共面射线束以取得理想的剂量分布。如果使用非共面射线射野，计划CT扫描应包括整个头部。

这里介绍的患者的计划CT扫描的层厚为3mm。扫描范围的最上边界需要高于颅底和病灶5cm。

向下的淋巴结应包括颈部Ⅰ到Ⅲ区的淋巴结。根据我们的规定，患者须接受静脉注射增强剂。

（二）靶体积的确定

对于IMRT，一般来讲要用100%等剂量线包绕至少95%以上的PTV。小于93%的处方剂量不能超过1%的PTV或超过110%的处方剂量不能超过20%的PTV。合适的固定技术相当重要，因为PTV剂量梯度非常陡峭，尽量不要发生靶内剂量偏低和靶外危险器官超剂量的情况。

（三）靶体积勾画

在术后IMRT的病例中，GTV要包括残留肿瘤和被肿瘤浸润的软组织或肿瘤旁的骨组织。CTV2主要包括预防照射区或邻近因为耐受量限制指定为低剂量的组织（如：脑）。对于接受根治性IMRT的患者，基于临床或放射学的判断，CTVI是GTV加0~10mm（偶为20mm）的外扩，一般来说，因为大部分颅底肿瘤是良性的，包括脑膜瘤（WHOⅠ级）、神经鞘瘤、GJT、垂体腺瘤、青少年血管纤维瘤，所以CTVI等于GTV。而其他脑膜瘤（WHOⅡ、Ⅲ级）、脊索瘤、软骨肉瘤、囊腺癌或鼻腔神经胶质瘤等是低度恶性肿瘤，勾画CTVI应在GTV外加一个外扩，CTV2包括预防照射区或邻近因为耐受量限制指定为低剂量的组织（如：脑）。下面列举几个病例供参考。

（四）正常组织描述

视神经是眼睛的主要部分，它止于视神经管的顶部。视神经交叉很难被准确描述。我们要理解视交叉在视神经后方斜向下视路被认为是视神经管的主要部分通过动脉圆锥或蝶鞍上池的脑下垂体柄扩展到大脑脚的嘴部。脑干是基底动脉和小脑之间的部分，从枕骨大孔处（延髓）向上（桥脑和延髓）到中脑（大脑脚）。听觉通道在内听道水平描述包括中耳和内耳（耳蜗）。

（五）建议的靶区与正常组织剂量

所有的计划都应遵循准确地组织均匀性。

1.泪腺与角膜

对于眼干并发症的剂量表明剂量小于30Gy无损伤，30~40Gy损伤发生率为5%~25%，而且剂量超过40Gy损伤发生率增加很快，剂量达到57Gy或更高损伤率为100%。研究表明角膜损伤造成的视力降低很可能是由于角膜和泪腺的放射损伤所致。在泪腺放射剂量达到56-74.5Gy及角膜剂量达到31-41Gy其视觉受损的2年发生率为81%~88%，而泪腺剂量为42-45Gy、角膜剂量为23-30Gy其发生率为17%。视觉受损的中位时间是9个月 Parsons 等（1994）和 Jiang 等（1994）。

2.晶体

晶体是人体内放射性最敏感的器官，它被密闭在一个囊内，由大量的纤维细胞组成，前方由上皮组织覆盖。当晶体的分裂细胞受到放射性损伤时，畸变的纤维细胞向后极移行，逐渐形成白内障。据报道引起白内障的剂量为：单次分割为2Gy，多次分割为4Gy是经过3周—3个月引起，多次分割为5.5Gy经过比3个月更长时间引起，对于剂量为2.5～6.5Cy损伤的潜伏期是8年和7个月，对于剂量为6.51Cy～11.5Gy损伤的潜伏期是4年和4个月。

3.视觉通路

一系列报道表明放射治疗后视神经及视交叉出现损伤的中位时间是27个月（范围7～50个月）。剂量低于56Gy视神经病变不会被观察到；总剂量达到60Gy每次分割不超过2.5Gy，10年视神经病变的发生率低于5%，剂量超过60Gy视神经病发生率变陡然增高，10年达到34%。剂量低于50Gy不会出现视交叉受损，剂量在50～60Gy每次分割剂量2.6Gy或更低，10年视神经病变并发症的保险率仅为8%。并不以此为满足报告60Gy会增加视神经病变的发生率，60Gy或更大剂量15年视神经病变的发生率在每次分割剂量低于1.9Gy时为11%，每次分割剂量为1.9Gy或更高时为47%。视神经和视交叉的剂量应该低于54Gy，因为限制晶状体的剂量为10Gy。如果GTV非常邻近视觉通路的剂量被限制为60Gy，即使这样也应提前告知低于10%可能有失明的危险。

4.脑干

Debus 等（1997）报告脑干似乎是一个分界清楚的功能组织实体，对分割放射治疗的耐受性包括在高剂量区，而不是单一对脑干进行较最大剂量的放射。增加脑干毒性的危险主要是与脑干的最大剂量相联系；接受50Gy或更多剂量的脑干体积以及与有无糖尿病或高血压的患病率相联系。如果可能，脑干的剂量应不超过54Gy（$1dm^3$可达到56Gy）。

5.听力结构

由辐射诱发的感觉神经性耳聋与相关的剂量影响似乎很明显，其阈值发生在大约接受50～60Gy，超过5～6周。在预防性颅内分割放射治疗24Gy、分割成12次时，急性白血病的孩子未发现无听力的丧失。Evans 等（1988）认为接受（55～60）Gy/（5～6）周单侧耳放射性治疗的腮腺癌患者中在接受放射性的耳与未接受放射性的耳相比无听觉上的受损。然而，Grau 等（1996）对放射治疗前后基线水平的听力进行试验发现在50Gy或更低的剂量中感觉神经性耳聋的发生率为8%（1/13患者），59Gy或更高的剂量中感觉神经性耳聋的发生率为44%（8/18患者）。由放射性导致的感觉神经性耳聋通常发生在放射治疗后6～12个月内。大约25%～50%的患者在治疗剂量为50～60Gy或更高后较高的听觉频率受到影响。铂剂也会导致双侧不可逆性听觉器官毒性作用与剂量积聚有关。

高危险陡规范（例如，年轻人，表现为中枢神经系统肿瘤，颅前部放射治疗）应用于绝大多数的成神经管细胞瘤患者。单纯顺铂治疗剂量为90～360mg,/in2不可忽视听力丧失的危险。

IMRT有保护耳蜗和第Ⅷ对脑神经的优点。IMRT的适形技术对于听觉器官仅用68%的规定剂量（36.7Gy比54.2Gy）而给靶体积则传递全部剂量。他们的结果表明尽管较高剂量的顺铂和顺铂治疗前的放射治疗，IMRT能得到较低的听觉丧失率。

（六）治疗计划

我们使用Pinnacle3进行逆向计划，该系统是由Philips公司开发的三维计划系统，完成计算和显示三维剂量分布。计划人员必须对靶区和关键正常结构确定最大和最小剂量限制点。

另外必须指定权重，以确定每个限制点的相对重要性。关键中心限制点和权重，Pinnacle3系统采用重复算法（梯度技术），通过最小化目标函数优化三维剂量分布。如果目标函数的值在后面的重复过程中的变化不能超过一个预先设定的阈值，则优化解决方案完成。

除了剂量的设定外，用户还可以选择床、机架和准直器角度与射线强度水平（代表射线调制的复杂性）。患者的优化过程中，治疗计划使用了5、7、或9个等距机架角度，共面的床角度（角度为0°），然后分别对它们进行评估，以确定能够达到最好靶区覆盖和最大限度保护关键正常结构的射线排列。

为了执行这个计划，采用Bortfeld等（1994）描述的方法将强度模式转换为叶片序列。对于每个机架角度，大约使用4到8个非零强度等级确定通量图。

患者治疗中使用积分剂量提高技术。该技术能够使不同靶区的治疗同时使用不同日分次剂量大小。全部靶区的总剂量处方加在靶区的中心（50%的靶区接受100%的剂量）。全部IMRT治疗计划的剂量都加在中心，这样不同的计划之间可以进行很好的对比。我们认为，中心剂量是适形放射治疗临床结果重要的预测因素。脊髓、脑干、和视神经与视交叉的最大剂量分别限制在45Gy、54Gy和54Gy以内。对于不同的靶区，90%剂量覆盖定义为被I＞90%处方剂量覆盖的靶区部分。最终的治疗计划由7个共面等距射线束构成。预先设定的OAR剂量限制点满足要求。采用积分剂量提高技术，GTV的日剂量2.2Gy施加在中心，30个分次共计66Gy。相同分次数目下，CTV接受每分次剂量1.86Gy，总剂量55.8Gy（Thilmann等，2001）。

（七）治疗照射和质量保证

采用6MV光子的Primus直线加速器（西门子公司）和集成电机驱动的多叶准直器，以步进（step.andshoot）的模式实施IMRT计划。叶片序列自动完成。治疗计划由97个子野构成。采用6MV光子线，每分钟可以完成6.5个子射野。实际治疗时间大约15分钟左右。每次患者的固定和定位大约需要5分钟。

IMRT的照射一个重要过程是验证。在我们中心胶片剂量测定是验证的主要形式。治疗计划的强度在固体水头颈部体模上重新计算。这个体模与人体具有大约相同的尺寸，适用于立体定向系统。

　　胶片放置在体模的几个位置，然后将体模摆放过在直线加速器上执行治疗计划。通过采用为体模、探测器和验证胶片确定的立体定向坐标系统，能够实现准确的剂量测定精度（±2%）。

　　治疗完成后，冲洗胶片并扫描到使用 PrllwLuminiscan50 激光显像密度计的计算机中。内置软件用于评估计算得出体模计划的剂量分布并检测验证胶片。两套数据集都采用立体定向坐标自动匹配。只有当计算的剂量与测量值之间的绝对差小于3%时，才能够开始治疗。

第六章 喉癌

喉癌在头颈部肿瘤中较为常见，美国每年大约有40000新发病例，占美国恶性肿瘤的3010，其中11000人死亡，占其恶性肿瘤总死亡率的2%。喉为呼吸通道，是具有发音的功能器官，按解剖学可分为声门上、声门及声门下三个区。一般喉癌发生于声带约占65%。出现症状较早，确诊时常为早期，因声门缺少毛细淋巴管，只有当声门癌侵及深部结构、声门上或声门下区后，才会出现淋巴转移：声门上型约占30%，因其淋巴网丰富，易发生淋巴结转移，确诊时30%～50%的病变可有淋巴结转移；声门下型少见，总发病率不超过喉癌总数的5%，因病变隐匿，发现常较晚，预后差。喉癌的发生与吸烟显著相关。手术治疗后部分患者失去喉发音功能，且喉癌病理类型中以鳞状细胞癌为主，对放疗较为敏感，放射治疗可以保留器官功能，因此，放射治疗在喉癌的治疗中占据重要地位。

一、解剖

喉位于颈前中央，成人相当于第4～6颈椎水平，其上方与口咽相延续，两侧及后方与下咽相连接。喉在解剖学上分为三个区域：

（一）声门上区

指声带以上的喉部，具体包括以下几个亚区：①舌骨上会厌，包括会厌尖、会厌舌面和会厌喉面；②杓会厌皱劈，喉侧缘；③杓状软骨部；④舌骨下会厌；⑤室带（假声带）。

（二）声门区

包括声带，前后联合及前联合下0.5～1.0cm范围内的区域。

（三）声门下区

声门下区与声门区分界不清，但通常认为声门下区是从声带游离缘下5mm至环状软骨下缘、气管起始部之间的区域。

二、流行病学与病因

喉癌是常见的头颈部恶性肿瘤之一，其发病率有逐步上升的趋势。在我国，天津市的发病率为3.43/10万，上海市1979年发病率为1.79/10万，1986年增至2.0/10万。喉癌发病率在不同地区差别也很大，城市明显高于农村。

喉癌在男女间发病率差别很大，国外资料男女比为8.4～25.6∶1，我国报道为5～15∶

1。患者发病年龄为50～70岁，其中男性最高发病年龄为65～69岁，女性较早，为55～59岁。

三、病理学

喉癌绝大部分为鳞状细胞癌，且绝大多数位于声带。其病理类型主要分为以下几种：

（一）鳞状细胞癌

一般由上皮的不典型增生—原位癌—浸润癌逐渐持续发展。根据肿瘤形态大体分为溃疡型、结节型、菜花型和包块型。

（二）特殊类型鳞状细胞癌和肉瘤样癌

包括乳头状鳞状细胞癌、疣状癌、基底细胞样鳞状细胞癌和肉瘤样癌。

（三）小细胞癌

也叫燕麦细胞癌，约占喉肿瘤的0.5%，常见于60～70岁重度抽烟者，预后差。

（四）类癌

起源于喉黏膜或小涎腺的神经内分泌细胞，非常罕见。

（五）腺样囊性癌

来源于小涎腺的多能干细胞，占喉癌的恶性肿瘤不超过1%，男性多见。其主要特点为容易局部复发和血行转移。易侵犯神经，但局部淋巴结转移少见。

四、诊断

（一）临床表现

根据解剖部位不同，临床表现如下：

1.声门上型

此型喉癌分化较差，发展较快。由于该区淋巴管丰富，常易向颈深上组位于颈总动脉分叉处的淋巴结转移。早期症状仅觉喉部有异物感、咽部不适，以后癌肿表明溃烂时，则有咽喉痛，疼痛可放射至耳部，甚至影响吞咽。晚期癌肿侵蚀血管后则有痰中带B血，常有臭痰咳出，侵及声带时则有声嘶、呼吸困难等。

2.声门型

局限于声带的癌肿，以前中1/2处较多，常属鳞状细胞癌Ⅰ、Ⅱ期，发展缓慢。由于声带淋巴管较少，不易向颈淋巴结转移。主要症状为声嘶，因出现较早，所有诊断多为早期患者，随病情进展，声嘶逐渐加重，阻塞声门，可出现喉鸣和呼吸困难，晚期可出现血痰和喉阻塞。

3.声门下型

位于声带以下环状软骨以上部位的癌肿。由于该区较为隐蔽,不易在常规喉镜中检查发现。早期可无症状,以后则发生咳嗽、血痰。晚期由于声门下区被阻塞,常有呼吸困难。亦有穿破环甲膜、甲状腺、颈前软组织,也可出现沿食管壁浸润。

（二）影像学诊断

1.X线检查

可以辅助喉镜检查,以明确病变的部位、大小、声门开关及软骨情况等。一般可拍喉侧位片,以查明癌肿在喉腔以及气管上段的具体部位。

2.喉造影

采用喉造影剂正侧位摄影,可以看到较小病变,黏膜紊乱和龛影等。口服钡剂造影观察下咽及食管入口情况,以确定有无喉外侵犯。

3.CT扫描

CT扫描比喉镜更能有助于详细判断癌肿的大小和浸润的范围,尤其可显示杓会厌软骨、环状软骨上界、前联合、声门下区等部位是否有病变。

4.PET-CT

PET-CT对于良恶性肿瘤的诊断与鉴别诊断、肿瘤放化疗前后疗效评估,以及肿瘤治疗后环死纤维化与残留或复发的鉴别有重要意义,也可应用于指导治疗。文献报道,PET-CT在放疗后8～10周检查可用来了解颈淋巴结是否需要清扫。Porceddu等发现,在39例淋巴结阳性的晚期头颈部鳞状细胞癌治疗后仍有部分患者颈部有淋巴结残留,8周后行PET-CT检查,PET扫描残留淋巴结97%为阴性,因而这部分患者避免了进行放疗后的颈淋巴结清扫。

（三）活体检查

在表面麻醉下,在纤维喉镜下取肿瘤标本,显微镜下可做出明确诊断。对已有呼吸困难者,最好先作气管切开,以免检查时发生窒息。

五、分期

按照2002年AJCC修订的喉癌国际分期方案（仅适合于癌,必须有组织病理学证实）:

（一）声门上型

T_1: 肿瘤局限于声门上喉的一个亚区,声带活动正常。

T_2: 肿瘤侵犯一个以上的亚区或声门区或喉外区域（如舌根黏膜、舌会厌谷、梨状窝内侧壁等）,无声带固定。

T_3: 肿瘤位于喉内,伴声带固定,或侵犯下列结构:环后区、会厌前间隙、喉旁间隙、和（或）甲状软骨板的微小侵犯（如皮质内）。

T_4：

a：肿瘤侵透甲状软骨板和（或）喉外组织器官，如：气管、颈部软组织，包括舌深部肌/舌外肌（颏舌肌、舌骨舌肌、腭舌肌和茎突舌骨肌）、带状肌、甲状腺、食管。

b：肿瘤侵犯椎前筋膜、纵隔结构，或包绕颈动脉。

N_1：同侧单个转移淋巴结转移，最大直径<3cm。

N_2：

a：3cm < 同侧单个淋巴结转移最大直径≤6cm。

b：同侧多个淋巴结转移，最大直径≤6cm。

c：双侧或对侧淋巴结转移，最大直径≤6cm。

N_3：转移淋巴结的最大直径 > 6cm。

（二）声门型

T_1：肿瘤局限于声带（可伴有前后联合受侵），声带活动正常。

a：局限于一侧声带。

b：双侧声带受侵。

T_2：肿瘤侵犯声门上和（或）声门下区，伴/或不伴声带活动受限。

T_3：肿瘤位于喉内，伴声带固定，和（或）侵犯下列结构：会喉旁间隙和（或）甲状软骨板的微小侵犯（如皮质内）。

T_4：

a：肿瘤侵透甲状软骨板，或喉外组织器官，如：气管、颈部软组织，包括舌深部肌/舌外肌（颏舌肌、舌骨舌肌、腭舌肌和茎突舌骨肌）、带状肌、甲状腺、食管。

b：肿瘤侵犯椎前筋膜、纵隔结构、或包绕颈动脉。

N分期同声门上型。

（三）声门下型

T_1：肿瘤局限于声门下区。

T_2：肿瘤侵犯声带，声带活动正常或受限。

T_3：肿瘤位于喉内，伴声带固定。

T_4：

a：肿瘤侵犯环状软骨或甲状软骨和（或）喉外组织器官，如：气管、颈部软组织，包括舌深部肌/舌外肌（颏舌肌、舌骨舌肌、腭舌肌和茎突舌骨肌）、带状肌、甲状腺、食管。

b：肿瘤侵犯椎前筋膜、纵隔结构、或包绕颈动脉。

N分期同声门上型。

六、治疗原则

喉癌确诊后治疗的主要手段为手术和放射治疗。一般而言，任何部位的早期喉癌，无论是手术还是放射治疗，其总生存率相似。采用放射治疗，能有效地保留患者的发音和吞咽功能的完整性：即使放射治疗失败或放射治疗后复发再采用挽救性手术也仍有较高的治愈率。因此放射治疗在早期喉癌的治疗中占有重要地位。

晚期喉癌的治疗为综合治疗，包括放疗、化疗和手术，使用单一治疗疗效差。即使对于体质较好或年轻患者，单纯手术治疗难以取得满意效果，因为晚期患者肿瘤侵犯范围大，完全切除肿瘤比较困难；另外，相应并发症也较高，术后患者生活质量差。使用综合治疗有其自身优势，可在不影响生存的情况下保留喉的功能。因此，晚期喉癌治疗模式通常为：气道在梗阻明显时，行全喉切除术＋术后放化疗；气道梗阻不严重者，以术前放化疗＋手术治疗为主，部分患者经有效的术前放化疗后，可行较为保守的手术或直接行根治性放疗。最近，由于新辅助化疗+同步放化疗在治疗晚期喉癌中取得突破性进展，逐渐成为晚期喉癌治疗的标准方案。

总之，在治疗方案的选择上，必须综合考虑两方面的因素：最大可能提高喉癌的局部控制效果；在保证局部控制的基础上，尽最大可能保留患者的喉功能。

七、放射治疗

（一）适应证

1.早期喉癌可首选根治性放射治疗。

2.晚期患者可做计划性术前放射治疗或新辅助化疗+同步放化疗。

3.低分化癌或未分化癌可首选放射治疗。

4.晚期患者的姑息减症治疗。

5.术后放射治疗的指征。

（1）手术后切缘不净、残存或安全界不够。

（2）广泛性的淋巴结转移或淋巴结包膜受侵。

（3）软骨受侵。

（4）周围神经受侵。

（5）颈部软组织受侵。

如有以下指征可补加术后放射治疗（气管造瘘口必须包括在照射野内）。

（1）病变侵及声门下区。

（2）术前行紧急气管切开术者。

（3）颈部软组织受侵（包括淋巴结包膜外受侵）。

（4）气管切缘阳性或安全界不够。

（5）手术切痕通过造瘘口。

（二）相对禁忌证

1.肿瘤或肿瘤周围组织明显水肿者。

2.肿瘤或肿瘤周围组织有广泛的坏死或严重感染者。

3.肿瘤严重阻塞气道，明显呼吸困难者。

（三）常规放疗技术

1.能量选择

因声门癌的位置表浅且多位于声带的前1/3~1/2，故^{60}Co或4MV直线加速器为首选。对于大于6MV的高能X线，由于剂量建成效应的影响可造成声带前部至颈前缘的低剂量区。同^{60}Co相比，10MVX线下降18%，易于造成局部复发。对于声门上下区癌，射线能量对疗效影响不大，但如果声带前联合受侵，其疗效会受到一定影响。

2.定位

根据喉镜及影像学检查结果确定肿瘤范围，比较简单实用的体表定位法即根据解剖标志来确定喉内部结构的位置，如舌骨水平相当于会厌软骨上中1/3交界水平；声带水平相当于喉结节下0.5~1.0cm，即喉结节与环甲膜连线中点：环甲膜中点相当于声带下1~.5cm。考虑到解剖标志的变异性，画好照射野喉还应在模拟定位机下做一次校对。

3.体位

一般采用仰卧位，可采用面网或头颈肩网固定技术，以保证治疗的重复性和精确性。

4.分割模式

通常采用常规分割照射法，即每日1次，每周5次。常规分割组中的分割剂量为1.8~2.0Gy，但目前研究证实分次剂量小于2Gy的局部控制率较差，主张在放疗过程中，分次剂量最好不要低于2Gy。

随着分子生物学研究进展，乏氧、细胞周期再分布影响肿瘤组织的放疗敏感性，改变其分割方式可提高局控率，但增加了急性毒性反应。研究表明，超分割和加速超分割较常规分割放射治疗有更高的局控率。一项Mata分析（>6500例患者，1234例为喉癌）发现，改变分割方式可使患者死亡风险下降8%,5年绝对生存获益为3.4%。接受超分割治疗的患者5年绝对生存获益为8%，而大分割治疗获益不明显。另外，改变分割方式治疗可减少18%局部区域复发率。

因此，对于T_1病变，采用常规分割照射技术及分次剂量；对T_2病变，尤其是病变范围较广者，采用分次剂量相应增加，如分次剂量为2.1~2.3Gy的分割照射；对于T_3、T_4病变，尤其是体能状态较好或年轻患者，可采用超分割或加速超分割照射技术、或提高单次分割剂量，以最大可能地提高肿瘤的局部控制率。

（四）声门癌的放射治疗

1.治疗原则

目前早期声门癌（T_1N_0）的治疗手段有激光治疗、声带切除术与放射治疗等。放射治疗对早期声门癌患者是最佳保留器官的治疗手段，即使少数放疗失败者，再以手术挽救仍能达到根治的效果。声门区喉癌T_2N_0时声带活动正常者，仍以根治性放疗为主。

对于T_3病变，可分为相对预后良好和预后不良两种。预后良好者指病变大多数局限于喉的一侧，通气功能良好；预后不良者指病变常累及喉的两侧，气道受阻，一般认为是晚期病变。对于预后较好的T_3患者，多主张以放射治疗为主，放疗40~50Gy时肿物缩小明显，且声带恢复活动，此时也可改为根治性放疗，手术留作放疗失败或复发挽救时用。对预后差的T_3患者，多采用综合治疗或者术前放化疗+手术治疗，或者全喉切除术，根据情况决定是否采用术后放疗。T_4病变不多见，其治疗可选用术前放化疗+全喉切除术+颈清扫±术后放疗。

对于局部晚期行手术治疗患者，术后放疗的指征包括切缘过于保守或阳性声门下明显受侵超过1cm，软骨受侵，周围神经受侵，原发肿瘤侵及颈部软组织，多发性颈部淋巴结转移，淋巴结包膜外受侵，以及需要控制对侧颈部的亚临床病灶。

2.T_1、T_2声门癌的放射治疗

（1）照射野的设计：以声带为中心，照射野应包括全部声带，前、后联合区，颈前缘。一般上界位于舌骨或其下缘水平，下界为环状软骨下缘，后界为椎体的前缘或颈椎椎体前、中1/3交界处，前界开放至颈前缘前约1cm，其目的是使颈前缘处于高剂量区，双侧水平野对穿照射。对穿的结果使声门前部处于高剂量区，正好符合声门癌好发于声带前1/3~1/2的特点。照射野面积多选用5cm×5cm、5cm×6cm或5cm×7cm。照射野过小如4cm×4cm，可能遗漏部分病变。

对于病变靠前者，多采用两侧水平野对穿照射。具体照射野的设置，应根据肿瘤的具体部位、病变的大小而作适当的调整。如T_1小病变，上界置于喉切迹水平即可，而T_2病变，上界最好置于舌骨水平；如T_1病变非常靠近声带的前部，则照射野后界可置于咽前壁前缘、甚至劈裂后缘，而且当照射至60Gy时，照射野还可以避开劈裂继续加量照射，如此可降低放疗后喉水肿的发生概率。但如果病变位于声带后部、杓间切迹或毗邻劈裂者，照射野后界应置于颈椎体的前缘或颈椎椎体前、中1/3交界处，而且也不能采用以上所提及的缩野技术。如病变侵及前联合下缘或声门旁间隙，则照射野下界在环状软骨下缘水平的基础上还要适当下移。

如果病变靠后或侵及全部声带，可采用两侧水平楔形野或两前斜野楔性照射技术，使整个靶区受到均匀的照射，但楔形板的度数一般不超过15°。

（2）剂量：根治剂量为60~70Gy。

①对于50Gy使已消退的肿瘤，60~70Gy的剂量已经足够。

②对于疗中仍有局部残留：外照射再加量2~3次，使总剂量达到76Gy。腔内插管近距离放疗1~2次，一般每周一次，1cm参考点处剂量约为5Gy。在总剂量达到76Gy时终止治疗，放疗后1~3个月定期复查肿瘤是否消退。对于3个月后仍有残存者可考虑手术切除，术前应活检已明确是否为肿瘤残存。

（3）疗效及影响预后的因素：国外资料表明，单纯放射治疗的 5 年生存率在 T_1N_0 为 80%~90%，T_2N_0 为 65%~85%，若放射治疗失败经手术挽救的最终 5 年生存率 T_1 可高达 90%~95%，T_2N_0 可达 80%~85%。

影响放射治疗局控率的因素很多，主要有：①患者体能状态：一般来说，年轻患者或 PS 评分为 0~1 分患者对治疗耐受性好，疗效较好；②患者疗前 Hb 低：肿瘤处于低氧水平，放射敏感性降低，影响其疗效；③治疗时间长短：降低分次剂量或分段治疗引起总治疗时间延长可显著地降低放射治疗的局部控制率；④合并症的影响：合并糖尿病患者，放射治疗的不良反应明显加重，因此在放射治疗前后应予以关注并作有效处理。

3. T_3、T_4 声门癌的治疗

若患者无明显呼吸困难或肿瘤广泛坏死、严重感染、喉组织水肿等放疗禁忌证时，均可采用术前放射治疗。术前放射治疗宜用大野，设野方法基本同声门上区癌的原则。如剂量达 40~50Gy 时肿瘤消退明显，则可改为根治性放疗或做较为保守的手术。如肿瘤消退不满意，则行全喉切除术，术后根据病理检查是否有残留而决定是否需要术后加量放疗。

对 T_3N_0 病变，为增加放射治疗对肿瘤的局部控制率，可采用加速超分割或大分割治疗，以增加疗效。

目前文献报道 T_4 喉癌也可行单纯放射治疗，手术仅留在放疗失败或放疗后复发用。如 Parsons 等报道 43 例 T_4 喉癌单纯放疗结果，5 年局控率达 52%。局控率与肿瘤大小有直接相关性。

晚期病变，主张超分割治疗，分次剂量 1.2Gy/次，1 天 2 次，但两次间隔时间不能短于 6 小时，根治性剂量约为 76.8Gy/64f。同时考虑新辅助化疗和同步放化疗。

4. 颈淋巴结转移的声门癌的治疗

早期声门癌出现颈淋巴结转移的非常少见，但声门癌发展至晚期由于病变已侵及声门上下区，因此可以出现颈部淋巴结转移，其淋巴结转移的概率可达 30%。对单侧上颈淋巴结转移者，同侧下颈、锁上区作预防性照射；双侧上颈淋巴结转移者，双下颈及锁骨上区均要作预防性照射。即使如此，单纯放疗对颈淋巴结转移的控制作用也很差，尤其是转移的淋巴结直径 >2cm 且质硬固定者，多需行颈淋巴结清扫术。

5. 声门癌放疗后复发的治疗

声门癌放疗后复发的治疗，主要有以下两种手段可供选择。

（1）手术挽救：手术挽救的最高成功率为 80%。一般需行全喉切除术，但对复发的小病变目前也可行，较为保守的手术如声带切除术或半喉切除术。

（2）激光治疗：对于一些小的复发病变，为继续保留喉功能，国外报道采用合理的二氧化碳激光治疗仍可获得较为理想的效果。选用激光治疗的指征为：无大块性病变；肿瘤局限在声带或最多有声门上区的局限性侵犯；无声门下受侵；内镜检查可以窥及肿瘤全部；声带活动度正常；无前联合受侵等。符合以上条件者，采用激光治疗，仍有约 50% 的患者可以有效保留喉功能，而且即使激光治疗失败者，对总生存并无明显影响，因为此类患者仍可采用手术挽救。

（五）声门上癌的放射治疗

1.治疗原则

声门上癌的标准治疗模式仍是手术±放射治疗。总的来讲，对T_1、T_2N_0的早期患者，无论是采用单一的手术还是放射治疗，其总的5年生存率相似，即使是采用放射治疗+手术的综合治疗模式也并不能进一步提高其疗效。但对于$T_3T_4N_{0-3}$的晚期患者，任何单一治疗手段的局部控制作用均较差，综合治疗却可望进一步改善其局部控制率，因此在晚期病变中更强调综合治疗的重要性。

因为本病早期症状不典型，相当一部分患者在就诊时已属晚期。30%～50%的患者在确诊时已有淋巴结转移，即使是临床N_0的患者，也有1/3已经有微小的淋巴结转移，因此声门上癌的疗效总体不如声门癌。

2.放射治疗的适应证

（1）$T_1T_2N_0$的早期病变。

（2）$T_3T_4N_{0-1}$的病变，可做计划性的术前放射治疗：对气道严重阻塞者应首选手术，然后行术后放射治疗，N_{2-3}病变，单纯放射治疗的局控率较差，应以清扫术为主，辅以术前或术后放射治疗。

（3）术后放射治疗的指针同声门癌。

在选用放射治疗时，除掌握上述治疗原则外，还应考虑肿瘤的部位及形态等因素。如肿瘤局限于舌骨水平以上的会厌区域，则其对放射治疗的反应较好；而肿瘤累计杓会厌皱劈、梨状窝，或舌骨水平以下的会厌区域，或软骨受侵，由于其较强的进展性和侵袭性，造成放射治疗的局控率很差，往往需要手术挽救。再如肿物的形态也影响放射治疗的效果，放射治疗对外生型肿物效果要比溃疡型和浸润型肿物好得多。

Mendenhall根据临床研究将声门上鳞状细胞癌分为预后良好组及预后不良组，前者包括T_1、T_2及T_3早期病变[根据有无梨状窝内侧壁和（或）会厌前间隙受侵而定]，无论是放疗还是保守性手术均有较高的局控率；预后不良组包括浸润性生长的肿物，范围广泛的T_3、T_4病变，并伴有声带固定或气道梗阻者，单纯放疗的局部控制作用很差，常行全喉切除术+颈清扫术+术后放疗；T_3N_3或T_2合并双颈淋巴结转移可采用先放疗，然后颈清扫或双颈清扫+术后高剂量放疗。

3.照射野的设计

声门上癌具有颈部淋巴结转移率高及转移发生早的特点，故照射野的设计以充分包括原发灶及颈部区域性引流淋巴结为原则，即使N_0的患者也必须行上中颈淋巴引流区的预防性照射，而下颈不做预防性照射。若上中颈淋巴结阳性，则双侧下颈锁骨上区均要作预防性照射。

N_0患者的设野：

上界：下颌骨下缘上1cm。

下界：环状软骨水平。

前界：颈前缘，但如果前联合或会厌前间隙受侵，前界应在颈前缘1~2cm以保证该部位等到足够的剂量供应，避免剂量冷点。

后界：颈椎横突。

颈淋巴结阳性的患者：双侧水平野＋下颈锁骨上野。

双侧水平野的上下前界同N_0患者，后界应相应后移包括颈后淋巴结或根据肿大淋巴结的位置以完全包括为准。

下颈锁上野与双侧水平野的下界共线，但在共线与体中线相交处的下方应挡铅2cm×2cm~3cm×3cm以避免颈髓处两野剂量重叠而造成过量，或挡楔形挡块，下界沿锁骨下缘走行，外界位于肩关节内侧缘内。

4.照射剂量

因脊髓在双侧水平照射野内，故当剂量达到40Gy时缩野避开颈脊髓继续照射喉和上中颈，如颈后区也需要加量，可用合适能量的电子线照射，以免脊髓过量。当剂量达到50~60Gy时，上中颈部预防性照射可结束，继续缩野针对原发病变加量照射至65~70Gy，此时的照射野仍应包括全部喉部，而且上界应位于喉切迹上2cm以包括舌骨上会厌部分，对会厌或舌根受侵者，上界还要提高，最好在模拟机下定位。

术后放射治疗的剂量一般也为50Cy，但具体剂量取决于原发肿瘤的大小、侵犯范围及淋巴结转移情况而给予50~60Gy的剂量；对术后有明显局部残留者，还应缩野局部加量至60~70Gy。

术后放射治疗一般在术后3~4周开始，最迟不超过6周，否则术后放射治疗局部区域控制率明显下降。其原因与术后血供差、肿瘤细胞乏氧、放射敏感性降低及残存的肿瘤细胞加速增生等因素有关。可采用以下三种方法增加疗效：①在术后许可的情况下，术后2~3周即开始放疗；②增加术后放射治疗的剂量；③术后放射治疗采用超分割或加速超分割放射治疗可望改善局部控制率。

对于高危患者，术后放射治疗时间应限制在4周内开始。Trotti通过随机研究证实，头颈部鳞状细胞癌术后病理检查具有以下高危因素者：淋巴结包膜受侵、转移淋巴结数超过4个、切缘阳性、原发肿瘤侵及颈部软组织、周围神经受侵、转移淋巴结直径超过6cm、局部复发性病变等，均采用加速超分割照射技术，63Gy/37d，结果表明，全组患者野内复发率为31%，而术后放射治疗开始时间小于4周者，无一例局部区域性复发者，而大于4周者复发率为45%，因此显示术后放射治疗开始时间的早晚显著影响肿瘤的局控率。

5.疗效

总的来说，声门上癌的放射治疗效果不如声门癌，文献报道单纯放射治疗的局部控制率，T_1N_0接近80%，T_2N_0接近60%，T_3、T_4病变有或无淋巴结转移的单纯放射治疗的局部控制率分别约为37%和23%。而手术和放化疗的综合治疗有着较高的有效率，接近50%~60%。

新辅助化疗和同步放化疗的广泛应用，其疗效较单纯放疗明显提高，综合治疗疗效和手术治疗疗效相似，已成为部分晚期喉癌患者治疗的首要选择。

晚期声门上癌如果采用超分割放射治疗技术，即每日两次放射治疗时，中间间隔时间不能少于6小时，每次剂量1.2Gy，总量为70-76Gy，可较常规分割提高了放疗的局部控制率，据Wang报道，常规分割放射治疗对$T_3 \sim T_4$声门上癌的5年局部控制率为74%～61%、56%和29%，总的5年局部控制率为58%，而超分割放射治疗的5年局部控制率则分别为84%、83%、71%与84%，总的5年局部控制率为78%，显示了超分割在晚期病变放疗上的优势。

（六）声门下癌的放射治疗

1.治疗原则

声门下区癌早期症状隐匿，少有能早期诊断者，待出现呼吸困难、喉喘鸣时已多属晚期，需紧急气管切开，对此类患者，应先行喉切除术，而后考虑补充放射治疗。对无呼吸困难、憋喘等需要气管切开的患者均可首选放射治疗。

2.放射治疗技术

声门下区癌的放射治疗包括肿瘤的原发部位，下颈、锁骨上淋巴结，气管及上纵隔。可采用以下两种照射技术：

（1）小斗篷野照射技术：斗篷野照射技术主要用于声门下区癌、甲状腺癌、气管癌等需要将原发肿瘤、下颈、锁骨上淋巴结和上纵隔全部包括在一个靶区的肿瘤。采用前后两野对穿的等中心照射技术，等中心点一般选在颈椎椎体前缘水平。前野颈髓不挡铅，前后两野的剂量比为4：1，每日同时照射。因颈部前后的距离较大，可采用6～10MV高能X线照射，当剂量达到40Gy时，改为双侧水平野以避开颈髓，包括喉、气管上部，加量至总量65～70Gy。

（2）先设单前野或前后两野对穿：上界根据病变侵犯的范围而定，下界接近隆突水平以包括气管、上纵隔。高能X线照射至40Cy时，脊髓处挡铅3cm，继续X线照射至50Gy，而挡铅处用合适能量的电子线补量10Gy使其总量也达到50Gy。因下颈、锁骨上及上纵隔已到预防量，可停照，然后改为双侧水平野避开颈髓针对喉和气管上段进行加量，使总量达70Gy左右。

3.预后

早期声门下癌单纯放疗的5年生存率为40%～80%，中晚期者常因伴程度不等的气道梗阻，故处理方法以手术为主，单纯放疗的报道很少。

（七）三维适形放疗技术在喉癌中的应用

与常规放疗技术相比，三维适形放疗技术是一种先进地外照射技术，它可以使经计划设计的高剂量区域很好的包罗三维体积靶区，同时使周围的敏感组织和器官剂量最小。这一技术一般由三维治疗计划设计的一组固定照射野实现，每一照射野的形状都与投射靶体积的投影一致，通常其强度分布是均匀的。而调强适形放疗是一种更为先进的三维照射技术，它应用多种计算机优化技术，产生非均匀强度分布的照射野，以对患者进行治疗。

头颈部肿瘤，包括喉癌形状不规则，周围毗邻重要器官多，且与靶区的解剖关系重叠或交叉，因此三维适形和调强放疗在喉癌放疗中具有重要的作用。同时，喉部肿瘤无相对运动，摆位重复性好，治疗体位固定可靠，这两种技术有更为广泛的应用前景。对于咽后淋巴结阳性者，为保护同侧腮腺可考虑行IMRT，还有部分晚期喉癌患者颈部较短，水平野和锁上切线野衔接困难时，IMRT也是首要选择。

1.喉癌靶区勾画范围

患者靶区根据CT影像的病灶进行勾画，如果患者放疗前行新辅助化疗，靶区应按照化疗前CT影像上的病灶范围进行勾画。

2.靶区的推荐剂量

常规放疗不同部位给予不同的剂量，通常一个完整的治疗过程包含几个计划，先以大野覆盖整个低剂量区，然后缩野对肿瘤或术后残留部位进行加量。然而，IMRT在放射治疗过程中只需要一个计划。处方剂量根据复发风险给予不同的剂量。低剂量靶区每天给予1.8~2.0Gy而增加高剂量区的每天分割，高剂量区每天给予2.0Gy而增加低剂量区的总剂量以补偿低剂量区较低的每天分割剂量。

调强放疗中，正常组织耐受量如下：视神经和视交叉55Gy、视网膜45Gy、脑干50~55Gy、脊髓43~44Gy、腮腺20~30Gy、下颌骨70Gy。

3.IMRT放疗疗效

随着IMRT的应用逐渐增多，其局控率高、放疗毒副反应低，逐渐显示其在头颈部癌中治疗的优势。华盛顿大学在1997年2月至2000年12月对7例声门上癌患者进行调强放疗，均为Ⅲ、Ⅳ期患者，中位随访时间为22个月，有1例患者局部复发，其他患者无瘤生存，调强治疗中患者未见3~4级并发症。

（八）放射合并症及处理

1.急性并发症

指发生在放射治疗过程中或放射治疗后1个月出现的任何不适。患者主要表现为声嘶、咽下疼痛、咽下不利，以及照射野内皮肤色素沉着等。声带癌由于照射野较小，急性放疗反应不严重；声门上区癌由于照射野较大，颌下腺及部分腮腺也在照射野内，因此放疗中除有声嘶、咽痛的症状，还会出现口干、味觉改变、吞咽困难、体重减轻等反应，而且这种反应随着照射面积的增加而加重。

对疗前就有声嘶的患者，在开始放疗2~3周内，由于肿瘤的退缩声嘶会有一定程度的改善，但以后由于放疗急性反应的出现可再度导致声嘶或声嘶加重，放疗后1个月左右，由于急性放射治疗的消退，声嘶开始恢复，通常2~3个月时达到相对稳定的发音状态。疗中用声过度或继续吸烟者，急性放射治疗反应将明显加重。疗中注意这些情况，并考虑定期雾化吸入，则可相应地减轻急性反应的程度。

对于接受加速超分割治疗和进行同步放化疗的患者，其急性反应较常规治疗明显加重，有一部分患者可能因为严重吞咽困难而需要鼻饲饮食。

2.晚期并发症

喉癌放射治疗最常见的并发症是喉水肿、喉软骨炎和喉软骨坏死，约占全部患者的5%～10%。其发生与肿瘤范围、照射野大小、剂量高低有关。肿瘤范围大、照射野大、分次剂量大、总剂量偏高易发生。另外喉软骨坏死的发生与疗前喉软骨受侵关系密切，其发生率不超过1%，继续吸烟可诱发软骨坏死。喉软骨受侵者采用放射治疗，不仅软骨坏死发生率高，而且放射治疗的局部控制作用也很差。因此，这类患者一般首选手术，根据情况决定是否术后放射治疗。

喉水肿出现后可给予超声雾化，必要时可加用抗炎、退肿和激素药物。一般而言，喉水肿多于放疗后3个月内消退，对超过半年仍不消退或逐渐加重者应注意有局部残存、复发或早期喉软骨坏死的危险。

八、化疗联合放疗的应用

（一）新辅助化疗

新辅助化疗的目的是在保证现有治愈率的前提下，希望通过新辅助化疗＋根治放疗，一方面获得和根治性手术一样的效果，另一方面又最大可能地保留器官的功能。由于对化疗敏感的肿瘤对放疗也较敏感，因此，新辅助化疗也用来预测随后放疗的敏感性。对于敏感患者行根治性放疗，保留器官，从而避免手术治疗。

常用方案有：

1.PF方案

DDP100mg/（m²·d）静脉滴注第一天，5-Fu1000mg/（m²·d）静脉滴注第1～5天，3周为一个疗程，于放疗前行2～4周期化疗。

2.TPF方案

TAX75mg/（m²·d）静脉滴注第一天，DDP100mg/（m²·d）静脉滴注第一天，5-Fu1000mg/（m²·d）静脉滴注第1～4天，3周为一个疗程，于放疗前行2-4周期化疗。

（二）同步化疗

同步化疗有其自身优势，可在不影响生存的情况下保留喉功能。同步化疗可以增加放疗敏感性，从而提高局部控制率，同时也可以控制远处转移，二者联合理论上可以提高疗效。临床研究结果也表明同时放化疗效率较高，有提高肿瘤局控率、改善预后的可能。

尽管同步放化疗急性反应明显，但其较单独放疗或序贯放化疗疗效优，是一种更优化的治疗方案，且逐渐成为喉癌的标准治疗。与常规放疗相比，改变分割方式可提高局部控制率和总生存率，理论上同步化疗与改变分割方式的放疗联合应用会有更好的疗效，但因急性毒性反应大，联合治疗必须权衡利弊。对于年轻或PS0-1分者更有可能耐受较大的不良反应，能在改变分割方式的治疗中获益，因此，进行同步放化疗和改变分割方式的放疗选择适合的患者十分重要。

另外，同步放化疗在保留患者喉功能中起重要作用。全喉切除术造成患者永久气管切开和发音功能丧失，降低生活质量。研究表明，由于全喉切除术对患者生理和美容的影响，一部分人愿意用14%的预期生存时间来避免全喉切除术。Mata分析报道，标准全喉切除术＋术后放疗较单纯放化疗总生存率高6%，但无统计学意义。

因此，通过同步放化可保留部分患者喉功能，且与传统治疗相比，不影响其总生存率，这种治疗方式在体力状态好者可能成为标准方案。

（三）新辅助化疗联合同步放化疗

新辅助化疗可预测放疗敏感性，因此在标准同步放化疗前增加新辅助化疗成为目前研究的热点之一。研究表明联合紫杉类药物的新辅助化疗+同步放化疗效率更高，能显著提高生存率，且相对安全，因此，紫杉类的药新辅助化疗＋同步放化疗有单成为治疗晚期喉癌的新手段。

第七章 小儿面神经疾病

第一节 概论

大多数成人面神经疾病同样可以发生在小儿。除此之外，由于小儿的面神经解剖特点和一些特有致病因素的存在，还有一些小儿特有的面神经疾病。小儿面神经功能障碍除了与成人同样面临面部表情障碍以及眼睛过多暴露的风险外，还可能影响小儿的喂养和心理健康。

一、影像学检查

在面神经疾病的诊断中，一般 MRI 增强扫描的价值高于 CT。高分辨率 CT 有助于与先天性外耳畸形、外伤和炎症相关面神经疾病的诊断。贝尔面瘫和 Hunt 综合征的 MRI 增强扫描可以显示面神经信号增强，但对一般认为对疾病预后的判断意义不大。面神经瘤的 MRI 增强扫描时可显示病灶信号增强。

二、诊断

小儿面神经疾病按照病因可以划分为：先天性、感染性、炎症性、肿瘤性和外伤性，其病史和症状体征各不相同。先天性面瘫又可以分为发育性和外伤性面瘫两种亚型。

面神经疾病的诊断有赖于仔细的病史采集和体格检查，包括耳神经相关检查、电生理检查、影像学检查以及其他实验室检查有助于诊断，也有助于判断预后。

病史采集在小儿面神经疾病的诊断中非常重要，但对婴儿和年龄很小的儿童的病史采集往往比较困难。新生儿的皮肤弹性好、皮下脂肪丰富，容易掩盖面瘫引起的面部不对称，从而不利于发病时间的判断。此外，小儿往往不能准确描述面神经疾病一些可能的伴随症状的相关信息，如疼痛、触觉障碍、味觉异常、听力和前庭症状等。明确发病年龄、发病速度和时程有助于鉴别先天性面瘫和获得性面瘫，对小儿面神经疾病的诊断非常重要。患儿母亲的孕期病史和家族史有助于发育性面神经疾病的诊断，详细的围生期病史则有助于外伤性面神经疾病的诊断。例如，宫内外伤、产程延长和产钳分娩等都可能是外伤性先天性面瘫的病因。

小儿面神经疾病的体格检查往往比较困难，尤其是年龄较小的儿童。因为患儿不能配合主动做出用于评价面神经功能的各种动作，如露齿、鼓腮、抬眉等。对于不能配合的患儿可以通过父母帮助诱使患儿做出笑、哭等动作，对于能够合作的患儿则可以要求其模仿医师的动作，来判断面肌运动的情况。

较大患儿的病史采集和体格检查相对较容易，可以较容易地了解到头颅或面部外伤史，脑部或颞骨手术史。在病史采集的同时，还应明确疾病发生过程、病程和相关的耳神经外科症状。发病时间数周到数月，面神经功能障碍逐渐加重，并伴有面部抽搐者提示肿瘤性病变影响面神经。突发性面部功能障碍伴有发热、耳痛和耳漏者，提示耳源性面瘫。伴有头晕、听力下降、耳鸣和眩晕等耳神经症状者，提示内耳或桥小脑角的感染性、炎性或肿瘤性病变。

面瘫患儿的听力情况可以提示面神经疾病的病变部位。伴有感音神经性耳聋者提示病变涉及内耳道或中枢神经系统。伴有传导性聋者提示病变涉及中耳。

除了全面的耳神经相关查体外，还需要评价和记录面瘫的对称性、分布和严重程度。单纯面下部受累者，提示中枢性病变。但应注意与单纯面下部神经受累的外周性病变相鉴别。用于评价面瘫的标准中，最常用的是House-Brackmann分级标准和Fisch评分标准。

Fisch面肌功能恢复评估系统：面肌功能评价指标按3种打分方法执行：①主观概括性评价（SGE）：由患者自己估计面部运动的程度打分，满分100；②客观概括性评价（OGE）：由旁入作概括性评价，满分100；③对称性分区评价（DEFS）：由旁入按静态（20分）、皱额（10分）、闭目（30分）、笑（30分）和吹口哨（10分），分区打分。打分等级分别以0、30%、70%和100%评价。0为完全面瘫；30%为部分恢复，但较差；70%为大部分恢复；100%为完全恢复，满分100。

将SGE、OGE和DEFS得分相加除以3可作为综合分。

对面瘫患者进行全面的头颈部检查后，还需要全面的神经系统查体。脑神经功能检查，以及周围神经系统的感觉和运动功能与小脑功能检查，有助于面瘫的定位诊断。颅后窝或桥小脑角的病变可以影响到后组脑神经和小脑，从而表现为相应的体征。

三、面神经损伤的神经生理学

面神经含10000根神经纤维，其中7000根是有髓运动纤维，支配面部肌肉。和其他周围神经一样，面神经有多层结构构成。面神经的轴突有脂质包绕，称为轴索。其外侧有一层绝缘的髓磷脂，即髓鞘，然后为施万细胞层。后者构成神经纤维的神经鞘每一神经纤维的外周又有纤维结缔组织包绕，称神经小管或神经内膜。数量不等的包绕有神经轴突的神经小管集合成粗细不等的神经束。神经束的外面有结缔组织包绕，称神经束膜。神经外膜或称神经鞘膜再将许多神经束集而成神经干。在正常情况下，神经束膜和神经外膜之间有松弛的结缔组织，因此，在手术显微镜下分裂神经外膜时不致使神经纤维受伤。

Sunderland（1978）将面神经损伤程度分为5度：

1度：神经失用。常由于外伤或炎症压迫引起，导致动作电位不能通过损伤部位。无神经纤维的中断，无沃勒变性。可以向损伤处的远端传导电刺激。预后良好，去除病因后面神经功能可在数天到数周内完全恢复。

2度：轴突断裂。外伤或炎症压迫导致沃勒变性，损伤部位远心段在3~5d内仍对电刺激有反应，之后将因轴突变性对电刺激反应消失。尽管恢复时间较1度损伤的时间长，但预后仍较好。由于神经内膜小管完整，再生轴突可从近端沿神经内膜管再生，最终面神经功能恢复情况与神经失用相同。

3度：神经内膜中断。进而导致再生的轴突错向进入远侧部分其他神经内膜管并进一步生长，最终导致联动。恢复时间数月到1年，功能恢复情况欠佳。

4度：神经束膜中断。只有神经外膜使神经保持连续性，膜内结构已损坏。如不做手术修复，只有很少轴突能成功再生，功能恢复不完全。

5度：神经全断。神经完全失去连续性，功能不能自行恢复，需要手术修复。

注：3、4、5度均有不同程度的神经束膜受累，均属于神经断伤。

四、电生理检查

中间神经的功能检查，如溢泪实验、镫骨肌反射、味觉实验等，不能正确判断面神经的损伤部位和预后。面神经电生理检查能够提示面瘫的预后情况，有助于面神经疾病的诊治，并可以用作监测面神经病变情况的客观标准。面神经兴奋性实验、最大刺激实验、面神经电图和肌电图是面神经疾病最常用的电生理检查。由于在面神经损伤72~96小时内还没有发生沃勒变性，NET、MST和ENoG表现为假阳性。在发病早期，失神经支配的面肌的肌电图没有电活动。在面神经损伤10~14日内不会出现纤颤电位或多相电位，它们的出现有利于判断预后情况。由于上述检查会带来不适，应用于儿童时往往需要事先给f镇静药物。

（一）神经电兴奋试验

用双极电极刺激面神经分支，比较患侧与健侧面神经最小收缩的电流强度。受损的神经纤维变性需1~3日故本试验应在发病3日后进行。3周10mA刺激无反应为失神经支配；两侧差大于3.5mA提示面神经严重损伤，预后极差。双侧差别大于2mA为神经变性，小于3.5mA，提示面神经功能可以恢复。

（二）肌电图

肌电图用于很多种神经肌肉疾病的辅助诊断，同样用于面神经疾病的预后评估。面肌完全失神经支配的初期，肌电图记录不到任何电活动。2~3周后，失神经支配的面肌出现纤颤电位，没有动作电位。面神经不完全损伤和面神经损伤恢复过程中则出现面肌随意运动的动作电位和（或）提示面肌神经再支配的多相电位，这种电位于神经功能开始恢复的临床迹象出现前1~2周，甚至3个月即已存在。这种情况往往提示良好的预后，因而没有手术干预的必要。在面瘫的早期（起病后2~3周），肌电图无助于预后的判断。

（三）最大刺激试验最大刺激试验（MST）

与神经兴奋性试验类似，同样使用Hilger刺激器刺激面神经比较患侧与健侧面肌收缩的强度差别。但刺激强度为5mA或更大，只要患儿能够忍受即可。比较患侧与健侧面肌的收缩强度，分为对称、减弱和缺失三级。MST比NET更为可靠。当双侧反应对称时，12%的患儿面神经功能恢复不完全，而患侧反应减弱时73%的患儿将有面神经功能不完全恢复。

（四）面神经电图面神经电图（ENoG）

是常用的一种评定面神经退变纤维数量的检查方法。面神经电图实际上是经体表记录的面肌肌群的诱发性复合动作电位（CAPs）。通过患侧与健侧CAPs振幅的比率来估计患侧面神经退变纤维的百分数。检测时用两组双极电极，电极直径7mm，双极极距18mm，分别用于刺激和记录。刺激电流为短波脉冲，时程0.2毫秒，幅度50～100V，频率为6Hz、刺激点位于耳垂前后。另一组电极置鼻唇沟，上一电极紧靠鼻翼边缘，做记录皮下肌肉的复合电位用。前额正中或颈部接地。逐渐增加电流量，以提高刺激强度，此时CAPs振幅亦随之逐渐增大，直至振幅不再随刺激强度增加而增大时，将此时的电流量再增加10%，检测以此强度（即最大刺激强度）刺激面神经时面肌肌群的CAPs。然后依法记录对侧。变性百分比=（健侧振幅 - 患侧振幅）/健侧振幅。ENoG是定量评估技术，而NET和MST仅凭肉眼判断。一般情况下，面神经变性百分比小于90%，提示神经的病变是可逆性的，而变性百分比大于90%～95%，提示神经变性的不可逆性。面神经变性百分比在90%～95%以上，自然恢复或保守治疗恢复的可能性不到15%，因此必须进行面神经减压或者面神经移植。在作ENoG检测时，两侧的刺激量应该相同，最大刺激不能超过18mA。超过18mA的面神经刺激常常直接兴奋面肌，形成假阳性。面神经电图应该在面瘫后1周～1个月内进行，面瘫1周内由于病变未达到最大限度，ENoG的振幅降低较少。在面瘫1个月后，即使面神经功能已经逐渐恢复，患侧ENoG常常不能同步恢复，这是由于再生的面神经纤维神经兴奋性的同步性差，在同一瞬间记录到的不同步的神经纤维的正负相相互抵消，复合电位无反应。

第二节　先天性面瘫

新生儿先天性面瘫的发生率为0.8‰～1.8‰。根据病因可以分为两种类型：即外伤性和发育性。两者的预后、治疗原则有显著的差别。外伤性先天性面瘫表面上缘于分娩，实际上宫内胎位异常是其病理基础。发育性先天性面瘫是由于致畸因素或基因异常导致的胚胎发育异常。外伤性先天性面瘫有良好的预后，甚至可能自行恢复；而发育性先天性面瘫则难以自愈。外伤性先天性面瘫往往需要急诊处理，而发育性先天性面瘫则没有必要。

一、诊断

详细的病史、体格检查、电生理检查和影像学检查有助于这两种类型面瘫的鉴别诊断。患儿母亲有孕期病史、家族史和致畸因素暴露史支持发育性先天性面瘫的诊断。初产妇难产史则支持外伤性先天性面瘫。相关发育异常，如其他脑神经病变、心血管畸形和颅面畸形提示发育性先天性面瘫，严重的头颅变形、产钳压痕和瘀斑则提示外伤性先天性面瘫。电生理检查能提示围生期完全性面瘫的病因，发育性面瘫的面神经传导功能异常，而外伤性面瘫在出生后数天内的面神经兴奋性往往是正常的。颞骨高分别率CT能够发现面神经损伤征象或耳囊和第二腮弓的畸形，分别有利于外伤性和发育性先天性面瘫的诊断。此外，听性脑干诱发电位异常也往往提示发育性先天性面瘫。

二、外伤性先天性面瘫

外伤性先天性面瘫的机制存在争议，有学者认为使用产钳助产并没有增加面瘫的发生率，而分娩过程中来自母体骶骨突起的压力是面瘫的诱因。但最近数项研究则表明，产钳助产是面神经压迫性损伤的原因。在分娩过程中，面神经各个部位均可能发生损伤，但颞骨内段的损伤较为常见，主要是由于面神经骨管较薄，外伤容易导致其变形，压迫骨管内的面神经。

新生儿外伤性先天性面瘫一般预后良好，只需保守治疗，超过90%的患儿能自行恢复。但面瘫发生迅速且为全瘫、影像学检查发现颞骨或面神经管骨折、发病6d内ENoG检查提示面神经变性超过90%时，则需要手术处理。

三、发育性先天性面瘫

伴有其他发育畸形的先天性面瘫应考虑发育性先天性面瘫的可能。发育性先天性面瘫常伴有面部其他结构的畸形，如外耳、中耳、腭部和其他脑神经等的畸形。最常见的发育性先天性面瘫的伴随畸形为腭裂和颌面发育不良，其他少见的还有耳郭和小耳畸形。发育性面瘫还可伴有原发或继发的面部肌肉组织发育不良。

与发育性面瘫相关的畸形中，最常见的是眼耳脊柱发育不良疾病谱（包括Goldenhar综合征和半面短小）、默比厄斯综合征和先天性单侧下唇瘫瘦。

眼耳脊柱发育不良疾病谱（OAVS）表现为不同程度的双侧面部发育不对称，一侧上颌和下颌短小、小耳和脊柱畸形。其他表现还包括睑下垂、眼球上皮样囊肿、中枢神经系统异常，以及心血管、呼吸和消化系统畸形。10%~20%的患儿伴有面神经受累。

默比厄斯综合征表现为单侧或双侧面瘫伴有展神经麻痹。这类患儿多数为不完全瘫痪，额肌及眼轮匝肌最常受累，口轮匝肌不受累，且常伴有双侧展神经麻痹，以及上睑下垂、舌肌萎缩、胸肌缺失、畸形足、上肢畸形及智力障碍等表现。

CHARGE综合征表现为先天性虹膜缺损、先天性心脏病、先天性后鼻孔闭锁、生长停滞、生殖器发育不良。大于34%的患儿有面神经功能障碍。

先天性单侧下唇瘫痪（CULLP）表现为单纯的降下唇功能障碍，特征表现为哭泣时一侧下唇不能下降，故也称为不对称哭脸。它是由于脑干异常导致的降口角肌瘫痪。有时伴有其他发育畸形。因10%伴有心脏畸形，而被称为"心面综合征"。

大多数发育性面瘫是部分性和不完全性的，一般不需手术治疗。症状严重者可以考虑手术治疗。但术中往往发现面神经变细不适合作神经移植，常常伴有的面部肌肉组织发育不良也不利于神经移植后的面肌功能恢复。由于神经肌肉发育不良或脑干异常导致的先天性面瘫可以通过微血管神经肌肉移植恢复面神经功能。手术分两期进行，包括跨面部的腓肠神经移植和后期的肌肉移植，后者常采用股薄肌。研究表明1/2～2/3的患儿有效。

第三节　感染性或炎症性疾病面瘫

一、莱姆病

莱姆病是一种由伯氏疏螺旋体引起，以硬蜱为主要传播媒介的自然疫源性疾病。这种病被公认是在1975年10月，在美国康乃狄克州的老莱姆镇、莱姆镇和东哈丹姆附近地区首次发现而得名。早期以皮肤慢性游走性红斑为特点，以后出现神经、心脏或关节病变。通常在夏季和早秋发病，可发生于任何年龄，男性略多于女性。小儿中发生面瘫的比例比成人中大，可能与小儿头颈部更容易感染有关。

该病潜伏期3～32日，平均7日左右。临床症状可分三期。

第一期：主要表现为皮肤的慢性游走性红斑，见于大多数病例。病初常伴有乏力、畏寒发热、头痛、恶心、呕吐、关节和肌肉疼痛等症状，亦可出现脑膜刺激征。局部和全身淋巴结可肿大。偶有脾大、肝炎、咽炎、结膜炎、虹膜炎或睾丸肿胀。

第二期：发病后数周或数月，出现脑膜炎、明显的神经系统症状和心脏受累的征象。出现脑膜炎的患者中10%～60%伴有单侧或双侧面瘫。面神经受累也可不伴有脑膜炎症状，甚至是疾病的唯一临床表现，可以出现在红斑出现以前。

第三期：感染后数周至2年内，出现神经心理障碍和脑病。80%左右的患儿出现程度不等的关节症状如关节疼痛、关节炎或慢性侵蚀性滑膜炎。

莱姆病导致的面瘫多为单侧，但导致双侧面瘫的最常见疾病是莱姆病。据报道，双侧面瘫在小儿和男孩中较多见。

莱姆病导致面瘫的机制仍不清楚。与贝尔面瘫一样，一种观点认为是神经组织直接感染所致，也有认为是炎症水肿导致的压迫所致。与贝尔面瘫相似，莱姆病导致的面瘫不总是完全性的。不同的是，莱姆病所致的面瘫通常是双侧受累，并且恢复速度快、预后较好，90%的患者会有很好的预后（House分级1级和2级）。贝尔面瘫双侧受累者面神经功能延迟恢复和不完全恢复的风险较高。

实验室检查：血清抗burgdorferi疏螺旋体抗体滴度＞1：256，以及脑脊液抗体滴度升高者有助于莱姆病的诊断。

莱姆病的治疗首选全身应用四环素或大环内酯类抗生素，儿童则首选阿莫西林治疗。抗生素和类固醇激素的应用均证实有利于面神经功能的恢复。一般不需要手术治疗。

总之，夏季发生于儿童的单侧，尤其是双侧面瘫，有蜱虫叮咬史和皮肤红斑时，应考虑到莱姆病的可能。

二、传染性单核细胞增多症

传染性单核细胞增多症是由EB病毒感染所致，其临床特征为发热，咽喉炎，淋巴结肿大，外周血淋巴细胞显著增多并出现异常淋巴细胞，嗜异性凝集试验阳性，体内出现抗EBV抗体。它是一种全身性疾病，神经系统也有可能受累，表现为淋巴细胞性脑膜炎、脑脊髓炎、多发性神经炎和单发性神经炎。偶有单侧或双侧面瘫。传染性单核细胞增多症伴有肉芽肿性乳突炎和面神经瘫痪也有报道。

传染性单核细胞增多症导致面瘫的机制还不清楚，其病程类似贝尔面瘫。大部分患者经保守治疗后，面神经功能完全恢复，预后良好。

三、中耳炎性疾病

急性和慢性中耳炎都可能引起面瘫。在较小的儿童中，以急性中耳炎较为多见。而在较大的儿童和成人，则以慢性中耳炎较为多见。面神经水平段在卵圆窗上方的部位往往有面神经骨管的缺损，从而容易受到中耳急性炎症的侵袭，导致神经炎性肿胀，进而导致骨管内神经受压，造成面神经损害。慢性中耳炎时，面神经往往受到胆脂瘤和肉芽组织的直接侵袭而发生面瘫。

由于急性和慢性中耳炎引起面瘫的机制不同，其治疗原则也不相同。对于急性中耳炎患儿，需要行鼓膜切开以利于引流，并应用抗生素。抗生素一般采用青霉素类或二代头孢菌素，必要时应根据细菌培养的结果加以调整。通过上述处理，大部分患儿面神经功能能够恢复。对于面神经功能恢复不理想，ENoG提示面神经变性超过90%时应行乳突切开和面神经减压术。

慢性中耳炎的患儿，由于胆脂瘤和肉芽组织直接侵犯面神经导致面瘫时，应行手术清除病变并行面神经减压术。一般提倡不切开面神经鞘膜。其他炎性疾病可以首先侵犯颞骨内结构，导致面神经麻痹。如川崎病，Wegener肉芽肿和Melkersson-Rosenthal综合征等。对于严重的病变，可能还需要行面神经移植术。

四、Hunt综合征

儿童少见。临床特点为耳痛和单侧面神经麻痹。常伴有其他神经炎的症状，如面部感觉减退、听力下降、耳鸣、眩晕和吞咽困难。发病早期可见耳甲和外耳道后上壁成簇的疱疹，其基底部有红斑，口腔和腭部也可有疱疹。

本病的诊断依赖于临床表现。听力检查和ENoG有利于病情评估和治疗方法的选择。MRI检查可发现面神经信号增强，但对诊断的意义不大。

本病的发病快、程度重。预后不如贝尔面瘫。应用阿昔洛韦（无环岛苷）治疗有效，一般采用每8小时10mg/kg静脉注射。

五、贝尔面瘫

贝尔面瘫是一种原因不明的急性周围性面神经麻痹，是小儿中最常见的面神经疾病。目前大多数学者赞同贝尔面瘫为HSV1（单纯疱疹病毒1型）感染所致。其发病机制尚存在争议：一种学说认为是神经炎性水肿所致的内耳道面神经孔处面神经受压所致，面神经孔区是面神经管最狭窄的部分，也是供应面神经的血管经过的区域；另一种学说认为是病毒感染导致的面神经自身免疫性脱髓鞘病变，支持这一学说的依据是面神经全程有淋巴细胞浸润和脱髓鞘病变。

临床表现为急性发作的单侧面瘫，发病时间1~2日，往往近期有病毒感染病史。很多患者有耳后痛和听觉过敏症状。局部面瘫可在1~7日内发展为全瘫。检查可发现除面神经外无其他脑神经受损的症状。如果有多发性神经病变的临床表现，则提示贝尔面瘫以外的诊断。确诊贝尔面瘫需要全面的耳神经外科检查和同侧腮腺的触诊，以排除其他疾病。与Hunt综合征相似，贝尔面瘫时MRI检查可发现面神经信号增强，并可在面神经功能恢复后仍持续数周，但MRI检查对贝尔面瘫的预后判断没有价值。

贝尔面瘫常为不完全性，有自然恢复倾向，预后好，大85%的患儿可在1~4周内自行恢复。其余15%~20%的患者面神经功能可以部分恢复，但往往伴有面肌联动或面肌痉挛。

面神经电生理检查对判断贝尔面瘫的预后和指导治疗有重要意义，但不适用于面瘫发生72h以内以及部分性面瘫的患者。面瘫发病的速度和程度以及ENoG检查提示的面神经损伤的程度与面瘫的预后密切相关。面瘫发病速度快且为完全性面瘫时，不全恢复和面肌联动发生的风险较大。复合动作电位幅度2周内下降90%的患者，完全恢复的概率只有50%。

发病10日内的不完全面瘫的治疗一般采取泼尼松口服疗法，时间2周，起始剂量为lmg/（kg·d）。对进展为完全面瘫者则行电生理检查评估病情。发病时间超过10日的不完全面瘫一般仍有良好的预后，可以继续观察数月。

发病3日内的面神经麻痹采取口服泼尼松治疗，并在发病3日后作电生理检查评估病情。发病超过3日者则应立即作电生理检查。完全面瘫且ENoG检查提示神经变性不超过90%者，可采取泼尼松疗法治疗。ENoG检查提示神经变性超过90%且面肌电图无动作电位者，可采取泼尼松疗法和考虑手术治疗。在发病1~3个月内行面神经减压者，面神经功能恢复的可能性达到85%以上。6~12个月内行面神经减压，仍有一定疗效。减压范围应包括迷路段面神经。但目前对贝尔面瘫的治疗仍然存在争议，部分文献支持泼尼松或面神经减压手术的有效性，也有部分文献不支持。

第四节 肿瘤性面瘫

大5%的小儿面神经麻痹是肿瘤引起的。病程超过6个月，面瘫持续加重超过3周，一侧复发性面瘫，面肌抽搐，以及伴有其他脑神经受累的症状者，均应考虑到肿瘤的可能。桥小脑角的占位性病变如果出现面瘫且进展较快者，应高度怀疑恶性肿瘤。

小儿常见的面神经肿瘤包括面神经瘤和面神经血管瘤，前者又分为面神经鞘瘤和面神经纤维瘤。面神经鞘瘤起自神经鞘膜的施万细胞，是具有包膜的上皮性良性肿瘤。面神经鞘瘤25%起于水平段，75%起于垂直段。肿瘤质软而光滑，有完整的包膜，面神经纤维可能被挤压但不被破坏。肿瘤切面光滑呈淡红、黄或灰白色，少有坏死。神经纤维瘤来源于中胚叶神经内膜的施万细胞和属于神经结缔组织的成纤维细胞，可单发，亦可多发，多发者称之为神经纤维瘤病，有恶变可能。面神经纤维瘤还可分为内生性面神经纤维瘤和外生性面神经纤维瘤两种。

面神经肿瘤的临床表现与肿瘤的所在部位及侵犯范围有关。早期症状往往不明显且没有特异性。面神经鞘瘤最常见的症状是渐进性面神经麻痹，也可以听力下降或面肌痉挛为首发症状。内耳道段面神经肿瘤往往出现听力下降，并容易误诊为听神经瘤。鼓室段面神经肿瘤则可以引起传导性耳聋。面神经血管瘤好发于面神经内膝部，往往早期出现面瘫。

内耳道段的面神经瘤与听神经瘤在MRI上难以鉴别，但在术中可以分辨。鼓室段的面神经瘤在影像学上往往表现为"绳结症"，即经过重建的面神经管上有局部增粗。面神经瘤和血管瘤的CT和MRI增强扫描时均有明显强化。而高分辨率CT上的面神经血管瘤由于常常存在钙化而呈现"蜂巢症"。

面神经肿瘤的处理相对困难。基本处理原则为手术切除肿瘤，最大限度地保留或恢复面神经的功能。一般采取肿瘤切除加面神经吻合或移植术，但面神经功能不能完全恢复，最高达到House-Brackmann分级法的ID~Ⅳ级。如果患儿面神经功能正常伴有中度以下听力下降，可以随访观察。一旦出现面瘫，则应及时手术治疗，尤其是ENoG提示面神经变性超过50%者。延误手术可能影响预后，长期面瘫的患者再接受面神经移植比那些面部功能正常时就接受移植的患者效果差。在切除肿瘤的同时，尽可能保留面神经的连续性或行一期面神经功能重建，如不能行一期面神经功能重建，也要尽可能在短期内行二期功能重建手术。

颞骨内面神经肿瘤手术路径包括经乳突入路、经颅中窝入路/乳突入路、经颞下窝入路、经乙状窦后入路等。式式的选择视肿瘤的位置、大小和残余听力的水平而定。手术入路的选择原则如下：肿瘤位于桥小脑角者行乙状窦后入路；位于迷路段和膝状神经节者经颅中窝入路手术；位于水平段和垂直段者经乳突入路手术；肿瘤位于迷路段、水平段和垂直段者经颅中窝-乳突联合进路；位于垂直段和颅外腮腺段者可采用经乳突-颈部联合入路；对于膝状神经节周围的小肿瘤且听力良好的患者可以选择颅中窝入路；对于较大肿瘤或听力很差并侵犯到内耳道、颅后窝或膝状神经节的患者可以选择经迷路径路；如面神经水平段和垂直段受累，则可选择经乳突-面隐窝径路。如外耳道受累，有可能需采用外耳道壁磨低术式。对于伴随面神经扩展到腮腺的肿瘤应予以暴露。对于慢性耳部感染且需要行经颅内径路摘除肿瘤的，手术可以分期进行。切除面神经肿瘤后，面神经重建可以采取改道吻合或移植耳大神经、腓肠神经。

小儿颞骨恶性肿瘤并不多见。横纹肌肉瘤是小儿最常见的头颈部肉瘤，可以原发于颞骨引起面瘫。一般采取化疗和放疗。小儿腮腺恶性肿瘤，也可以引起面瘫。最常见的是黏液上皮癌，治疗采取手术加术后放疗。如果术中发现面神经受侵犯，则应切除受损部位，行面神经移植术。

第五节　外伤性面瘫

一、医源性面瘫

颞骨内的面神经走行曲折，紧邻许多重要结构，并偶有解剖变异。上述因素使得耳科和耳神经外科手术中容易发生医源性面神经损伤。此外，由于一些疾病本身可以导致面神经移位、受压变形或面神经骨管破坏，以及严重的感染和肿瘤等都可以增加手术中面神经受损伤的风险。

小儿的桥小脑角和内耳道肿瘤可以使面神经移位和受压变形，从而增加了术中面神经损伤的风险。其中最常见的是听神经瘤手术。

医源性面神经损伤，可能是切断、撕脱、鞘膜损伤及骨片压迫等。面神经损伤的部位以鼓室段最为多见。面神经在颞骨内的走行基本稳定，解剖异常较少。手术损伤常与对颞骨和面神经的解剖不熟悉有关。手术不熟练者最易损伤的部位是锥曲段。熟悉面神经的常用手术标志与面神经的关系对于预防术中面神经误伤有重要意义。常用标志包括：水平半规管、匙突、砧骨短突、卵圆窗和二腹肌嵴等。水平半规管和砧骨短突与面神经锥曲段紧邻，卵圆窗和匙突则与面神经水平段紧邻，二腹肌嵴是乳突段下端的标志。

术中已经确定的面神经损伤一般主张即刻修复。经迷路进路手术发生面神经损伤时，通过面神经改道、吻合和移植等方法容易修复面神经。但吻合处应无张力。一般采用9.0或10.0的缝线在显微镜下缝合神经外膜或神经周围组织。可以采用胶水和微纤维胶原（microfibrillarcollagen）加强吻合处。颅中窝进路手术时修复内耳道段的面神经损伤则困难较大，往往只能将面神经的断端对位后，周围以微纤维胶原支持来保持对位。中耳手术损伤面神经时，如果损伤程度超过50%则应即刻采取对位吻合或面神经移植的方法修复。如果术中未及时发现面神经损伤而延误修复，将影响将来面神经功能的恢复。而及时发现面神经损伤并尽早修复，面神经功能可能达到HB分级的IE～IV级。损伤1个月内修复面神经的预后较好。超过1年则不应再行面神经吻合或移植术，2年内可以考虑行舌下神经-面神经吻合，超过2年者可考虑行颞肌瓣转移术。

迟发性面瘫是与面神经相关的外科手术超过3日以后出现的手术侧周围性面瘫，通常发生在术后的3~12日，但是也有几周后发病的情况。迟发性面瘫的发生率和手术方式有着密切的关系，似乎和术中面神经受干扰程度有相关性。迟发性面瘫的发病机制还不明确，很多原因被认为与迟发性面瘫的发生有关，例如机械刺激、缺血、理化因素和解剖因素等。膝状神经节的病毒激发感染理论近期被广泛接受。迟发性面瘫的治疗为立即取出所有填塞物，应用激素、抗生素、抗病毒药物、营养神经和扩血管药物以及理疗等综合治疗，持续10~14日。大多迟发性面瘫经过保守治疗后数日或1周内可得到较满意的恢复，一般不留后遗症，不需手术治疗。对于6日内神经变性达90%者应立即手术，因为这种情况可能是由于神经内的血肿引起，应该尽可能快地去除血肿。

二、颞骨骨折性面瘫

小儿颞骨骨折引起面神经麻痹的发生率较成人低，为6%~32%。这与小儿颞骨骨化程度低有关。由于伴有颞骨骨折的颅脑外伤常常合并严重的脑部损伤，如脑出血、昏迷、脑脊液漏等危及生命的问题，故这类患者常在神经外科、神经内科治疗，待急性期过后才来耳鼻咽喉科治疗面瘫，导致面瘫在外伤后早期被忽略，延误治疗的最佳时机。颞骨骨折常按骨折线在颞骨岩锥的走向分类，分为岩锥纵行骨折（占70%~80%）、岩锥横行骨折（占10%~30%）、岩锥混合性骨折（为0~20%）。有学者指出，传统的横、纵行骨折分类与临床表现以及面瘫预后（例如面肌力弱和脑脊液耳漏）相关性很差，对传导、感音神经性耳聋的预后判断也有限，提出骨折分类可以按照是否涉及颞骨岩部来分类。他总结了155例外伤性面瘫，依据是否涉及岩部来分类，与上述指标相关性更好。在岩部骨折的病例，面神经损伤的概率较大。

颞骨纵行和横行骨折引起面瘫的机制不同。据Fisch报道，颞骨横行骨折引起的面瘫100%是神经断裂引起。而纵行骨折引起的面瘫的面神经病理改变50%为神经血肿，17%为骨性撞击，26%为神经完全断裂。他认为颞骨骨折尤其是纵行骨折引起的面瘫，是由于岩浅大神经牵拉所致。颞骨骨折所致的迟发性面瘫也并非是由于骨折部位的面神经损伤所致，而是由于岩浅大神经牵拉导致面神经水肿和面神经孔对面神经的嵌压所致。

小儿颞骨骨折的处理原则与成人相同。是否采取手术治疗取决于患儿的全身情况、面瘫的发病时间和严重程度、影像学检查和电生理检查的结果。一般来说，颞骨骨折后迟发性面瘫的预后良好，大多可以自行完全恢复。May认为对外伤后立刻发生的面瘫，发病5d内最大刺激试验无反应且CT显示骨折或骨质冲击征象者，应行探查手术。Lambert和Coker认为是否手术应依据电生理检查的结果，对于面瘫发病6d内ENoG检查提示面神经变性超过90%者，应及早行探查手术。Lampert和Fisch还建议对颞骨迟发性面瘫6个月内面肌电图检查没有恢复征象者行面神经减压手术。

选择手术进路应考虑到听力情况。对于传导性耳聋和正常听力的患儿，可采取颅中窝进路和乳突进路，对于无实用听力者可采取乳突-迷路进路手术。对于面神经水肿而无断伤者，采取面神经减压手术，开放面神经骨管，切开面神经损伤部位的神经鞘膜。对于面神经断伤超过1/3者，则应行面神经吻合和面神经移植。类固醇激素治疗在颞骨骨折导致的面瘫中的有效性还没有得到确定。

三、颞骨外段面神经外伤性面瘫

小于2岁的儿童行中耳乳突手术时容易误伤颞骨外段面神经，耳后手术切口下端应偏向后方。

腮腺手术也是小儿颞骨外段面神经损伤的常见原因，但一般是暂时性的。腮腺血管瘤和淋巴管瘤常与腮腺内面神经分支交错，增加面神经损伤的风险。下颌缘支和颞支是腮腺手术中最常损伤的分支。颊支损伤会影响言语和咀嚼功能，因而后果更为严重。无论是外伤性还是医源性颞骨外段面神经损伤都应尽早探查损伤部位并修复损伤。

四、面瘫并发症

由于泪液分泌降低和眼睑闭合不全，面瘫患者容易发生暴露性角膜炎，尤其在贝尔现象阴性患者，因闭目时角膜也不能得到眼睑的保护，更容易出现角膜磨损、溃疡或感染，严重者会造成失明，因此眼睛保护对于贝尔面瘫患者十分重要。保护措施包括避免吹风或持续用眼，降低户外活动，滴用人工泪液、佩戴防风眼镜，睡眠时使用无刺激的眼药膏以及佩戴眼罩等，一般无需行睑裂缝合术。晚期面瘫往往出现眼轮匝肌瘫痪表现，即眼睑闭合无力或不全，以及睑外翻和溢泪。为防止患眼发生角膜炎或角膜溃疡而失明，可以施行上眼睑内金片植入术或弹簧片植入术、提上睑肌和Muller肌部分切断术等术式来修复上睑下降不能，采用下睑缩短术、阔筋膜兜带术、眼眶外缘骨膜悬吊术和眼轮匝肌提紧悬吊术来矫正下睑松弛及外翻。

第八章 小儿喉气管狭窄

儿童喉气管狭窄按发生的时间可分为先天性和获得性两类，按发生的部位可分为喉狭窄、声门下狭窄和气管狭窄。与成人喉气管狭窄不同的是，外伤性狭窄少见，最常见的是医源性声门下狭窄。20世纪60年代后在新生儿中发病率迅速增加，主要因为在早产儿抢救中广泛使用气管内插管，且时间较长所致。本章重点介绍声门下狭窄和颈段气管狭窄。

声门下区相关解剖学基础与特征：婴幼儿的喉在体积和位置上与成人有显著的区别，其体积在喉气管支气管系统中所占的比例大于成年人。杓状软骨的声带突在婴幼儿喉中占声带长度的一半。而在成人中仅占声带长度的1/4。较大儿童和成人中气道最狭窄的部位在声门裂，而婴幼儿气道最狭窄的部位在声门下。声门下水平1mm的环形水肿降低其面积的60%。因此，声门下区是婴幼儿时期最易受到影响的区域之一。同时，幼儿喉与成年人相比在颈部的位置显著的高，其上缘平第一颈椎，环状软骨平第四颈椎。而成年人环状软骨平第六颈椎。目前比较一致的关于声门下狭窄定义认为，足月新生儿：内直径＜4.0mm；早产儿：内直径＜3.5mm即诊断为声门下狭窄。

一、常见原因

（一）先天性

原因不明的声门下狭窄、先天性占位病变，软骨性或膜性声门下狭窄。先天性声门下狭窄根据组织病理学表现可分为膜性和软骨性狭窄。膜性声门下狭窄通常呈环形，由纤维组织构成，多由于纤维结缔组织增生或黏膜下腺体组织肥厚形成。可能涉及声带组织。软骨性声门下狭窄由环状软骨肥厚或畸形引起，或椭圆形环状软骨畸形所致。其他因素如自身免疫性、胃食管反流（GER）、喉气管部位感染等也可引起。

（二）获得性

气管插管损伤、喉气管外伤、医源性损伤。在20世纪60年代，由于在早产儿中广泛使用延长气管内插管时间抢救早产、低体重儿童极度成功，但是却成为引起儿童声门下狭窄迅速增长的重要因素。McDonald等报道，延迟气管内插管的气管切开率达到20%～24%。之后由于许多先进技术的采用使得声门下狭窄的发生率迅速下降至1%左右。如果不考虑极低体重婴儿（＜1.5kg），发生率则低于1%。主要措施包括使用聚氯四氟乙烯气管内插管代替红橡皮插管。插管时间虽然重要但不是唯一的因素，插管直径太大迅速导致局部压迫性缺血溃疡而继发狭窄。插管固定不良可能增加声门下的损伤和狭窄的机会。鼻插管优于口内插管，因为鼻内插管更易于固定，更少引起声门下损伤。气管内插管引起的继发性声门下狭窄是需要外科手术治疗的声门下狭窄的主要因素。先天性喉发育异常出现的喉软化症是先天性声门下狭窄的最常见原因。如果没有气管内插管病史，检查见环状软骨呈椭圆形状畸形，应疑为先天性的声门下狭窄。此外，炎症性疾病如韦格纳肉芽肿导致的声门下狭窄极为罕见，且更多发生在青少年。

二、病理生理

获得性声门下狭窄的发病机制：获得性声门下狭窄的发病机制尚不完全清楚，多数认同的假说认为，气管内插管引起黏膜受压导致黏膜水肿、缺血和溃疡，溃疡导致软骨膜炎进一步波及软骨，引起软骨坏死并最终塌陷。在溃疡的愈合过程中，肉芽组织增生以及纤维结缔组织形成坚韧的瘢痕组织，由于软骨支架塌陷，瘢痕组织挛缩引起声门下狭窄。有文献报道17小时气管插管即可引起声门下狭窄。通常从创伤病理学的角度将声门下气道损伤分为三个阶段，第一阶段称为初始损伤期，通常在插管几个小时后即可出现。气管内插管压迫黏膜，导致黏膜组织缺血、坏死、黏膜纤毛运动下降、感染。第二阶段称为创伤后愈合期，此时主要的病理表现为炎症、增生——也可称为肉芽组织增生期。第三阶段为瘢痕组织形成、组织收缩和再塑形期。

获得性声门下狭窄占所有声门下狭窄的95%，90%缘起气管（长期）插管，插管时间、插管体积、插管次数、插管创伤、气管内插管活动、感染等因素，与声门下狭窄的发生密切相关。同时，胃食管反流（GER）或喉咽反流（LPR）也是重要因素之一。Bain（1983）首次提出GER是声门下狭窄的可能病因，Little（1985）、Koufinan（1991）在声门下狭窄狗模型研究中发现应用酸性或多肽药物有效。Koufoian（1991）报道32例喉气管病例伴有咽喉反流异常，Walner（1998）报道74例儿童声门下狭窄者患GER发生率是正常儿童的3倍，但目前尚未就pH鉴别诊断GER的标准达成一致。

三、临床表现

与声门下狭窄的程度和范围密切相关，部分轻度的患儿，可无特征性的临床表现，或仅在感冒哭闹时出现轻度的呼吸困难。部分轻度狭窄患儿表现为复发性咳嗽，可出现喂养困难。在中重度声门下狭窄患儿，如为先天性的则在出生后即有呼吸困难表现，获得性的则出现新生儿ICU拔管困难。对怀疑声门下狭窄的患儿，常规行头颈部检查，观察喉喘鸣或呼吸费力情况，三凹征严重程度，嗓音音质，是否有头部其他发育异常（腭裂、后鼻孔闭锁等），详细检查颈部气管切开情况。体格检查时应观察安静状态和哭闹状态的呼吸情况。

四、诊断与鉴别诊断

（一）诊断

详细的病史询问，是否早产、出生体重，气管插管史，何时，多少次，困难与否及损伤情况，是否有拔管困难，以及喂养情况，生长曲线，肺功能，发音情况等。

（二）鉴别

诊断对于疑为先天性者，应注意与喉软化症、气管软化症、声带麻痹、喉囊肿、气管食管裂、畸形移位血管压迫、局部肿块等相鉴别；同时注意与感染性疾病，如 Croup，GER，气管炎，声门下血管瘤，复发性呼吸道乳头状瘤，气道异物等相鉴别。

1. 影像检查

颈部正侧位 X 线片、食管钡餐摄片，有助于排除气道受畸形血管的压迫。颈部 CT 或 MRI 检查，在多数病例可提供有价值的病变形态学资料及相邻结构的信息。

2. 喉气管内镜检查

通常在全麻下进行，软质喉气管内镜：注意同时检查鼻与鼻咽部有否后鼻孔狭窄或闭锁，声门上区有否结构异常、是否有喉软化症表现；声门区注意声带运动性，有否喉气管裂、喉蹼、肿块等存在；声门下区狭窄的程度、长度、性质。硬质喉气管内镜：作为软质喉气管内镜检查的补充和完善，在有条件的单位可同时进行两种检查。诊断声门下狭窄的金标准是全麻下的硬质喉气管内镜检查，检查时需准备好不同型号的支气管内镜。

3. 术前评估

（1）直接评估杓间区有否狭窄或喉裂：评估声带位置；确定狭窄体积、程度、位置。

（2）使用气管插管或支气管内镜测量管腔，测量声带到狭窄区的面积、是否有其他狭窄和气道畸形存在等。在术前的病变程度评估中，对声门下狭窄进行有效的分级或分度对术后的结果评判等有重要意义。但遗憾的是目前尚无公认的声门下狭窄分级系统，文献报道较为成熟的分级系统包括 Cotton-Myer（1994）；McCaffrey（1992）；Lano（1998）。由于多认为 Cotton-Myer 声门下狭窄分级系统较为可信、接受度较高，临床中多参考其分级系统，因此作为重点介绍：

①Cotton-Myer 声门下狭窄分级系统：Myer 和 Cotton（1994）应用气管内插管的大小来测量气道的直径，重新修订了声门下狭窄的分级系统，确定以可通过声门下狭窄的最大可测量直径为其实际直径，即在正常通气压力下（＞25cmH$_2$O）漏气，与该年龄合适插管直径相比较得出的比值来计算狭窄的百分比。评分标准是基于声门下区水平断面相对降低程度，适应于成熟的、稳定的、环形的狭窄。其缺点在于对于狭窄范围（长度）和其他部位狭窄缺乏足够考虑。

②McCaffrey 的声门下狭窄分级系统：基于受累部位（气管，声门下，声门）和狭窄长度，不涉及狭窄腔内径，其优点在于对狭窄的长度和范围给予了足够重视和关注。

③Lano声门下狭窄分级系统：更为简单，是基于受累部位，不考虑狭窄长度或腔内径，Ⅰ度指一个部位受累；Ⅱ度指两个部位受累；Ⅲ度指三个部位受累，这一分级方式随与手术拔管率密切相关，但由于过于简单较少采用。

用气管内插管的大小来测量气道的直径，确定以可通过声门下狭窄的最大可测量直径为其实际直径，即在通常通气压力下（大于$25cmH_2O$）漏气，与该年龄合适插管直径相比较得出的比值来计算狭窄的百分比。

五、治疗

（一）药物治疗

Cotton和O'Connor认为GER在所有的声门下狭窄病例中均有影响，建议在所有的声门下狭窄病例中均采用经验性抗酸治疗。通常在术前2周开始应用，在无症状患者中，术后常规抗酸治疗3个月。药物：目前多应用儿童常用的抗酸制剂。对诊断为GER的患儿，转入儿科会诊，如呼吸科、消化科、心脏科等。对于轻度声门下狭窄病例的首选方法是临床观察，尤其是先天性声门下狭窄（Cotton-MyerⅠ度与轻Ⅱ度），如没有三凹征、喂养困难或复发性咳嗽者，可每3~6个月行气管内镜检查或门诊随访。

（二）外科治疗

通过了解近半个世纪儿童喉气管狭窄外科治疗技术进展的历史，有助于全面理解各种外科技术发展过程及其临床价值和意义，帮助把握外科治疗技术的发展趋势，避免重复许多失败的或已经尝试过的设想和技术，选择合理的技术用于患者。在20世纪60年代，由于在早产儿中延长使用气管内插管，出现了一批声门下狭窄和气管切开造口术的患儿，1971年在赫尔辛基（Helsinki）首先描述了Rethi术式在儿童中的应用。Rethi使用Aboulker与金属气管造口套管相连的支架完全关闭切口，1972在多伦多Fearon和Cotton发表了关于应用在环状软骨前面切开部位嵌入移植软骨，维持环状软骨扩张的技术初步结果报道。这个报道最早试图应用耳郭软骨（带皮肤）和肋软骨带颊黏膜进行喉气管重建。试验使用非洲绿猴作动物模型，实验开始时是在甲状软骨上开窗取一块软骨，结果非常成功。到现在这三种软骨也都在应用之中。许多学者尝试过的扩张材料包括中隔软骨、耳郭软骨、肋软骨、舌骨及颈部带状肌皮瓣等。70年代耳鼻咽喉科医师逐渐加入到声门下狭窄儿童的治疗中来，主要的处理方法是气管切开造口，等待和观察随着年龄的增长声门下狭窄是否有改善。结果越来越清楚地显示大多数儿童没有摆脱这一问题，同时，伴发了与气管切开造口相关的显著的并发症和死亡率。这些本可以通过喉气管手术来避免或降低。当时在一次儿科圆桌会议上作关于声门下狭窄的发言时，儿科医师建议Cotton裂开环状软骨以便于拔管。这是一个显而易见的解决办法，但受　时流行多年观念的阻碍，即高位气管切开造口裂开环状软骨是造成声门下气管狭窄的主要原因。这个手术即环状软骨前裂开术：

适应证包括足月新生儿，先天性声门下狭窄，环状软骨正常，轻度病变，前部纤维性狭窄，声门下囊肿等。在1977年实施并取得成功。现在这个患者已经30多岁了且气道正常。在1980年，Cotton发表了在拔管困难的新生儿中应用环状软骨前裂开术代替气管切开造口术的论文。1988年，报道77例此类患者47例成功拔管。目前，这一手术应用在大多数早期声门下狭窄拔管困难的儿童中，避免了气管切开造口。

经过30余年的探索与实践，目前肋软骨已经成为公认的最佳的支撑材料。实验发现，保留移植物的软骨膜作为移植物的内衬里结果最好，而颊黏膜和皮肤作为内衬里的移植技术已不再使用。Evans1974年在伦敦（他曾经于1971年在多伦多访问过Fearon和Cotton），描述了喉气管成形术。该术式涉及不同的手术技术，在裂开环状软骨和气管环软骨之后，以开放的方式重新将卷筒状的硅橡胶片包括缝合，成功地将环状软骨扩张。喉气管成形术（LTP）或喉气管重建术（LTR）成为20世纪70~80年代的主流手术方式，肋软骨移植的喉气管重建术逐渐普及。1981年Cotton和Evans报道了随访5年的103例儿童喉气管重建的结果。在这些病例中拔管率达到93例（90%）。其中60例采用了喉气管成形术，其余的采用肋软骨移植或改良的环状软骨切开加内支架技术。所有这些类型的手术都获得了很高的拔管率。接下来就是在环状软骨后壁切开植入移植软骨的技术，称为环状软骨后裂开术，适应于后部狭窄声带固定引起的喉阻塞。这个手术证明也是成功的，详细的动物实验研究显示环状软骨后壁移植物坏死和吸收机会比前部移植物更少。1992年曾有学者尝试环状软骨四分法扩大喉气管腔技术，前后联合移植甚至侧壁切开称之为四象限裂开，认为对所有的声门下狭窄可以通过外科手术的方式处理，环状四分法裂开术。但是，毫无疑问越严重的狭窄，外科干预成功的机会就越少。在Ⅱ度狭窄病例单一的手术拔管率很高，需要牢记的是对于Ⅲ~Ⅳ度的狭窄病例，常常需要多次手术才能达到拔管目的。

近20年来，一期喉气管重建技术（SS-LTR）逐渐成为广泛接受的技术，即在环状软骨成形术同时拔除气管套管。儿童喉及管狭窄的现代外科治疗技术包括多种手术技术方法，这些手术技术大体上可以划分为两类技术：第一类：喉气管重建术，这类手术首先需要裂开环状软骨，然后联合应用或单独应用各种不同的软骨移植和扩张器扩食软骨支架；第二类：环状软骨气管切除端端吻合术（CTR），即切除一段狭窄的气管，然后进行断端吻合。本节详细介绍近年文献报道的此类手术技术的进展及不同方法的比较，讨论喉气管重建术（LTR）和CTR的相对适应证和禁忌证。文献报道的CTR拔管率非常之高，但是，CTR与喉气管重建术（LTR）相比手术的范围更广，需要大量的游离气管，如果气管切开造口包括在切除范围之内，就需要切除更长一段的气管。另一方面，喉气管重建术（LTR）应用软骨移植技术可以精确地解决Ⅱ度和部分选择的Ⅲ度气管狭窄患者，同样有高的拔管率和较小的损伤。对于更为严重的狭窄采用喉气管重建术（LTR）成功的机会较少。对于Ⅳ度狭窄的儿童应用喉气管重建术（LTR）技术比CTR需要更多的开放手术来达到拔管的目的。喉气管重建术（LTR）是创伤较少的使用于部分严格选择的气管狭窄病例。CTR推荐应用于Ⅳ度和部分严重的Ⅲ度气管狭窄，但是需要声带和狭窄部分之间存在一个清晰的边缘。

早期成人喉气管狭窄的手术技术是Negus早在1938年就描述过，成年人喉裂开并植入皮肤形成瘢痕组织的手术技术，在那个时代，声门下狭窄的形成主要原因是炎症性疾病，主要是白喉实施急诊手术时气管切开过高所引起。Rethi于1953年报道了前后裂开环状软骨治疗成年人喉瘢痕性狭窄。在伤口愈合前几个月内将橡皮的支撑管留置在喉内，那时的Rethi主要；作在为治疗战争中喉创伤的成人医院，Aboulker于1966年引进了一种与气管切开插管相连的内支架在喉内留置几个月。

（1）气管切开术：对于中重度的获得性声门下狭窄的治疗，首先是选择气管切开，以确保患儿的呼吸。仅少部分先天性患儿可能避免切开气管，文献报道拔管意外发生率2%~5%。有术后气管护理时家属不慎将棉签掉入气管套管内导致窒息死亡病例，因此气管切开之后的家属护理至关重要。

（2）腔内气道扩张成形技术

①声门下狭窄内镜下扩张手术：需要多次手术扩张，适用于不能耐受喉气管重建术（LTR）者，但成功率低。喉气管重建术（LTR）或CTR术后狭窄部位肉芽增生及再狭窄早期，应用血管扩张器进行扩张，对提高术后拔管率和成功率有重要帮助。应作为重要的新技术、新进展之一加以推广。

②激光技术：仅适用于声门下膜性狭窄，对Cotton-Myerl和Ⅱ度患者66%80%成功率，常见失败的影响因素包括有过手术尝试、环状瘢痕、支撑软骨缺失、软骨暴露、杓状软骨固定、喉气管复合狭窄，垂直长度＞1cm。

（3）开放扩张手术技术：使用气管切开和支架或一期喉气管重建术。

①分期喉气管成形软骨移植技术（又称喉气管成形术或喉气管重建术）：最为常用的为前移植技术，适应于前部声门下狭窄或塌陷者，移植软骨切取时，保留软骨膜，植入裂开的甲状和环状软骨之间，朝向气管内面的软骨应保留软骨膜，以利于上皮化和降低肉芽组织增生。

绝对禁忌证：气管切开依赖症，顽固性胃食管反流。

相对禁忌证：糖尿病，循环、呼吸、泌尿系统疾病。

②一期喉气管重建术（SS-LTR）：随着在环状软骨前裂开术中使用气管内插管作为喉气管内支架的经验积累，在施行喉气管手术时可不再进行同期气管切开造口术。这一进展促进7-期喉气管重建术的出现，手术技术与分期喉气管成形软骨移植技术相同，其区别在于气管造口在手术结束时封闭，术后患者保留气管内插管2周。近期200例的结果总结显示96%的总体拔管率。包括29%需要再插管，15%需要术后再次气管切开造口，在这些病例中最终大多数成功拔管。

并发症：肺不张、肺炎、气管内插管移位、伤口感染、肉芽组织增生、狭窄复发、气管皮肤瘘管等。

术后护理：术后常规进入ICU观察1~2周，可能需要维持麻醉无活动状态。对放置喉气管内支架患者，常规应用抗酸药物，广谱抗生素应用，气管插管或气管套管护理教育。对于气管内支架放置时间,通常3~4周内评估气管内移植软骨及支架情况，支架放置时间取决于放置支架的目的，为防止移植软骨移位，至少放置1周以上；如为防止瘢痕组织形成导致收缩形成狭窄，则需要放置几个月甚至1年。

③环状软骨气管切除端端吻合技术（CTR）：Conley1953年报道在成年人实施声门下气管狭窄段切除后端端吻合术。基于儿童声门下狭窄通常涉及声门和气管，同时考虑发育的问题，开始在儿童中应用这一手术时有些勉强。1974年有报道对Conley的手本在一个14岁的儿童中进行了改良，之后进一步详尽地描述成人CTR,成为目前处理成人声门下狭窄的常用手术技术。Monnier（1993）首次报道了CTR在儿童中的成功应用。之后在1998年和1999年进一步得以完善。在该组38例中，36例没有进行气管切开造口而成功拔管。

在决定CTR或喉气管重建术在儿童的适应证选择时，需要对既往的经验进行回顾。在超过1000例喉气管重建术的报道中，53例实施了CTR,其中10例需要气管切开造口，大多数成功拔管。CTR的患者均为严重的狭窄（重Ⅲ度和Ⅳ度），在狭窄和声带之间有足够的组织边缘空间，推荐至少3mm。通常狭窄接近或涉及声带时，选用喉气管重建术加软骨移植。这些移植软骨可以放置的高于CTR切除的上边缘。

喉气管软骨移植手术作为治疗Ⅱ～Ⅲ度声门下狭窄的主要手术方式，较CTR技术损伤小，且不需要游离移动气管。此外，较CTR技术更为精确，如，前方狭窄可以准确地采用前方移植，同样后方狭窄可以通过后方移植准确地矫正。斜形狭窄可以通过前后移植的方法加宽。因此，对两种手术方式的选择要严格掌握适应证。

CTR的术前准备：术前重复硬质内镜检查，再次确认狭窄的准确性质和部位。在进行气管游离食管内插入导管时，帮助术中确认食管的位置。手术开始时颈部伸展，待端端吻合时恢复到正常的解剖位置以降低张力。通常存在气管切开造口，使用口内插管切短后放置在造口通气，使用大一点的型号以防术中切开气道时漏气。如果准备实施一期手术，应先行口内气管插管。在气管造口周围使用含肾上腺素的局麻剂皮下浸润。

CTR手术过程：沿气管切开造口做一椭圆形的切口，气管切开造口窦道通常切除。向上翻起带颈阔肌的皮瓣至舌骨水平，向下翻起带颈阔肌的皮瓣达胸骨上窝水平。沿中线分离带状肌，暴露气管和甲状腺峡部。小心保护环甲肌，是鉴别环状软骨的有用标志，此处是声门下狭窄的水平。

确定狭窄部位和范围：沿环状软骨垂直中线切开开放气道，丝线缝合牵开气管并检查评估狭窄情况。向上或向下扩展切口直至通过完整的狭窄腔暴露上下至正常形态。在Ⅳ度狭窄时没有腔隙存在，需要反复地实施内镜检查，用小的动脉钳突破狭窄区到达喉腔。通常不需要裂开前联合。然后确定上方的切除边缘，切口沿甲状软骨下边缘下侧方延长达环甲关节。前方到关节（喉返神经猜晰可见）切口向下转，环状软骨被垂直分为两半。后方切口沿环状软骨板下边缘完成上切口边缘。结果上断端为前部的甲状软骨和后部的环状软骨板。两部分由环甲关节连接。环状软骨板的内面被覆声门下狭窄瘢痕组织，可以切除至杓状软骨下方的正常黏膜。之后，气管黏膜瓣与之吻合缝合。为降低后部软骨突起需要用磨钻磨薄部分甲状软骨板。在中线前方裂开甲状软骨，在吻合下断端时接受Ⅴ型的下端。

尽可能保持沿气管软骨膜下前后游离气管，以保护喉返神经。在大多数病例中曾经进行过手术，有广泛的瘢痕组织，这一技术则不必花时间寻找神经，确保在软骨膜下层面紧贴气管壁解剖就可以可靠地保护神经气管前壁的解剖向深面到达无名动脉，向下朝向隆突方向。在这个平面向外侧伸展用锐性切割。2/0缝线穿过气管壁两侧用以提起气管，然后在环状软骨的下边缘解剖气管后壁6此时可以触摸到食管内的插管，有助于鉴别食管的位置和走向。

用缝线提起气管解剖食管。保持紧贴气管壁解剖后面和侧面，喉返神经清晰可见。

下方切缘：下边缘必须包含完整形态的、健康的气管环以确保成功。如果在造口处的气管组织有坏死或有周围软骨膜炎的可能，这段气管包括造口应该切除。在此之前，首先需要一个新的气管切开造口，位于更下方的健康气管，将通气管转到下方的造口确保通气。新造口上的第一气管环前方做成V形，以插入到甲状软骨的前方切口。通常用以作端端吻合的气管应为造口下方的第二个完整形态的健康气管环。（通常接近1/3的气管包括气管造口可以在环状软骨气管切除端端吻合术时切除。）气管的膜性后壁做成舌形瓣，缝合在环状软骨后壁上。

松解喉体：喉体松解是降低端端缝合张力的重要因素。定位舌骨后沿舌骨上面切开，游离舌骨上肌群，在舌骨骨膜下层面游离舌骨。

端端吻合：取出垫肩，颈部回复正常解剖位置。2/0缝线穿过气管端侧后外边和甲状软骨前到环甲关节处。这些减张缝线当后壁黏膜瓣断端吻合完成后接近断端。使用4/0缝线将杓状软骨和声带下方的健康黏膜与气管舌形黏膜瓣缝合。在这个部位插入T形管或支架，经口插入内镜检查，确认T-形管或支架的上端正好位于杓状软骨水平的上面，下端可以清晰地看见隆突。前方用3/0线完成断端吻合。前方另加减张缝线。气管断端上方前壁的V形突起插入到甲状软骨中线切开处缝合，此时，两断端的腔内径大小不小，下方的气管腔内径小于甲状软骨下端腔的内径，气管上端V形凫插入甲状软骨下端有助于解决两者断端内径大小不一的问题。缝合带状肌，放置烟卷式引流或负压引流，带状肌下方间断缝合。皮下连续皮内缝合。对于切除气管较长或术后活动难以控制的儿童，用0号线将下颏与胸部缝合，预防颈部伸展导致的端端吻合裂开。在从环状软骨弓前分离软骨膜时要避免损伤喉返神经。

CTR术后护理：常规术后ICU监护，气管内插管或放置支架1~2周，广谱抗生素应用，抗酸药物，多需要维持麻醉无活动状态，气管插管护理教育。

六、并发症

（1）喉气管狭窄复发、杓状软骨内陷、喉返神经损伤。

（2）两种喉气管狭窄手术结果对比分析临床上以拔管率来表示喉气管手术的结果，因为拔管是绝大多数患者寻求手术治疗的原因，也是重要的结果衡量办法。在CTR技术之前有资料显示，98例Ⅱ度狭窄患者通过129次手术，最终的拔管率为97%。80例Ⅲ度喉气管狭窄患者94次手术后最终的拔管率为91%。25例Ⅳ度喉气管狭窄患者通过28次手术最终的拔管率为72%。1992年有报道10年声门下狭窄手术治疗的回顾性研究结果，最终的术后拔管率分别为Ⅱ度患者89%，Ⅲ度患者78%,Ⅳ度患者50%。当试图对CTR技术与喉气管重建术以拔管率作为主要指标进行对比时，发现问题在于绝大多数Ⅰ度、部分Ⅱ度及少数Ⅲ度患者可能没有进行气管切开，因此不存在拔管率的问题。其次，手术可能解决了声门下狭窄问题，但是，患者由于气管软化症、声门上塌陷或气管造口塌陷或肉芽组织增生等问题的存在，对于声门下狭窄问题虽然成功地解决了，但是拔管失败。迄今未见关于喉气管重建术和CTR配对的比较研究结果，虽然有文献报道在拔管率方面CTR结果优于喉气管重建术。但不同医院之间，不同的适应证和不同的技术等因素，使得结果的可比性下降。对于Ⅳ度的喉气管狭窄，有文献报道在进行CTR的12例Ⅳ度狭窄患者中，10例（83%）拔管成功，1例半年后拔管。在16例进行喉气管重建术的Ⅳ度患者中，13例（81%）术后成功拔管。该研究结果显示，在Ⅳ度喉狭窄患者中，CTR和喉气管重建术结果接近，但是喉气管重建术技术需要多次手术。对于Ⅲ度声门下狭窄一次CTR手术后拔管率为82%。因此，对于重度声门下狭窄闭锁的患者，选择何种手术技术，取决于术者的理论和技术水平。

七、预防与展望

由于声门下狭窄多为医源性，而预防的效果远胜于治疗。因此，在临床工作应重视和注意下列因素，采取有效的预防措施，避免或降低气管插管引起声门下狭窄。气管内插管是最常见的引起声门下狭窄的病因，应充分认识长期插管导致喉狭窄的影响因素，如插管的大小、时间、形态、监测气囊压力并适当地调整，可以允许在$20cmH_2O$压力时插管周围漏气，以及患者和气管内插管的位置等。固定插管避免插管活动；尽可能降低患者的活动；避免盲插；避免意外脱管；避免多次插管；尽量缩短插管时间；抗酸药物应用。插管后常规使用激素，CPAP的应用等。理想的气管内插管型号应允许在呼吸时$20cmH_2O$压力下漏气。有文献报道推荐使用气管插管型号基于体重的方案：婴幼儿 < 2500g 直径2.5mm，小儿2500～4000g 直径3.0mm，小儿 > 4000g 直径3.5mm。这些措施大幅度地降低了声门下狭窄的发生率。

喉软骨性支架外伤骨折碎裂的早期诊断和手术探查复位。应尽量避免高位气管切开和环甲膜切开。

一旦内镜下证实有上述情况的存在，应重新实施低位气管造口术。气管切开过程中应尽量避免切除过多的气管环，并尽量使用小的合适的气管套管。

随着对儿童喉气管狭窄的病因病理的深入了解和治疗经验的积累，特别是内镜下微创手术和激光的使用，正在将传统手术方法向微创外科方向发展。同时应该看到，一些喉气管狭窄病因复杂，一次手术不可能完全根治，需要各种方法的有机结合，术后随访占有重要地位。现代临床医师当面临一个喉气管狭窄患儿时，有多种手术技术方法可供选择。手术必须依据狭窄类型和解剖部位进行调整和选择。无论喉气管重建术或CTR都已经达到了很高的拔管率。但是，仅有少量的已发表资料在配对的患者中比较不同的手术技术结果。CTR更适合Ⅳ度和重Ⅲ度狭窄，声带清晰可辨的患者，喉气管重建术则适应于Ⅱ度和部分重Ⅲ度患者，对于狭窄部位接近声带者，如何保护声带仍然是面临的严峻挑战。

第九章　喉麻痹、环杓关节固定及误吸

广义的喉麻痹指喉部的感觉神经和运动神经功能紊乱所引起的喉部感觉障碍和声带运动障碍。而喉麻痹的手术是针对喉运动神经麻痹的治疗。喉运动神经麻痹后，声带的内收或外展肌肉发生瘫痪，从而造成喉的发声、呼吸和吞咽保护等功能的障碍。恢复喉的正常生理功能是多年来人们进行探索的问题。一般认为，喉运动神经麻痹后，经病因治疗、维生素应用和物理治疗后观察3~6个月仍无恢复者，可采用手术方法治疗。

第一节　双侧声带麻痹手术

双侧声带麻痹最常见的原因是甲状腺手术的损伤，曾占41%~58%。因此，凡甲状腺手术后或颈部外伤后出现呼吸困难者，应首先考虑有无喉返神经损伤。

双侧喉返神经急性损伤时，双侧声带处于正中位。患者主要症状为严重的吸气性呼吸困难，有窒息感，发声尚好。发病后期或不是急性突然起病者，由于环甲肌的作用，声带固定于旁正中位。患者有发声嘶哑、无力，说话费力，不能持久，可有活动后呼吸困难。喉镜下见双侧声带处于旁正中位，吸气时声带不能外展，声带边缘松弛，随呼吸气流上下扑动。

应根据病因、症状和检查所见可做出诊断。间接喉镜检查虽能对声带有无运动做出判断，但是不能区分是声带麻痹还是环杓关节僵硬。直接喉镜检查对于双侧声带麻痹的诊断和治疗方式的选择有重要作用。直接喉镜检查可确定：①喉神经肌肉的协同性；②环杓关节的活动度；③杓间区有无黏连纤维化。对声带的神经肌肉状态观察，可在浅度麻醉状态下嘱患者咳嗽或深吸气，观察声带的运动。对杓状软骨活动度的判断须在全麻下进行，通过直接喉镜用吸引器杆或长杆柏状钳从后连合处将杓状软骨推向外侧，若无固定则杓状软骨易被推动，此时对侧杓状软骨应能看清。若对侧杓状软骨随被推的杓状软骨移动，并且声门裂后部裂隙不增宽，应怀疑有黏膜下杓间区黏连。

有严重呼吸困难的患者，应立即行气管切开术。日后观察半年左右若无好转，可考虑行改善呼吸的手术。手术可以分成开大声门和恢复声带功能两大类，声门开大的程度要适当，过大则影响发声功能，过小则不能解除呼吸困难，一般以控制声门裂在5~6mm为宜。麻痹声带功能恢复术，是通过恢复喉内肌的神经支配和肌肉运动而实现的。

一、声带外移固定术

（一）喉裂开声带外移术

1.软骨膜下切除杓状软骨

（1）适应证

①杓状软骨因神经源性或关节僵硬性固定而致呼吸不畅及呼吸困难，经保守治疗无效者。

②因双侧声带麻痹而行气管切开术后，经保守治疗无效而患者不愿长期戴气管套管者。

（2）禁忌证

①已做过喉裂开喉内手术者，因有瘢痕及解剖结构改变为相对禁忌证。

②有反复上呼吸道感染，如支气管炎、支气管扩张等，易引起伤口感染和易发生喉皮肤瘘者。

（3）术前准备

①术前应详细询问病史及检查患者，包括全身体格检查及血液学检查，拍颈部前后位及侧位X线片，以排除气管狭窄。

②肺功能检查。

③直达喉镜下检查杓状软骨的活动度。

④手术前1d用水及肥皂将颈部皮肤洗净、刮除毛发。

⑤手术前半小时肌内注射苯巴比妥0.1g、阿托品0.5mg。

⑥准备如下特殊器械及材料：眼科小剪刀（弯、直各1把），骨锯，19号腰穿针，特氟隆片或硅胶片，纽扣，直达喉镜。

（4）麻醉：一般采用全身麻醉。应在气管切开术后再进行全身麻醉。

（5）手术方法

①气管切开术：先于局麻下行低位气管切开术，切开气管第4～6环，插入带气囊的麻醉插管后，开始全麻。

②切口：平环甲膜中部做水平切口，向两侧达胸锁乳突肌前缘，切开皮肤、皮下组织及颈阔肌，将皮瓣向上、下翻开，将胸锁突肌向外侧牵开，暴露出甲状软骨。

③切开甲状软骨：横行切开环甲膜，长2cm，然后在甲状软骨正中垂直切开甲状软骨膜，与横切口相连，呈"⊥"形。将每侧甲状软骨膜向外侧分离2mm，以小拉钩经环甲膜切开处拉甲状软骨向上，以便从下面看喉内。用骨锯沿正中垂直锯开甲状软骨，以直剪刀恰在中线剪开喉黏膜及前联合。用拉钩牵甲状软骨翼向两侧，暴露杓间区和声门裂的后部。此时可再探触杓状软骨，以确定有无杓间纤维化。

④软骨膜下切除杓状软骨：分离拟切除侧杓状软骨的内软骨膜，分离至喉室的后端，将声带、室带与甲状软骨分开后可触到杓状软骨的外侧面。用眼科小弯剪刀锐性分离杓状

软骨周围组织，切断杓状软骨声带突，取出杓状软骨。操作中应注意不要伤及喉黏膜。

⑤将声带向外侧牵引固定：去除杓状软骨后，将声带复位，前联合处固定于甲状软骨切开处的前端，以防止声带缩短。将颈动脉鞘及胸锁乳突肌向后牵拉，用带芯的19号腰穿针经颈动脉鞘前方的皮肤穿经甲状软骨翼，在相当于声带突处的喉室平面穿入喉内。退出针芯，经腰穿针孔穿入不吸收的缝线于喉内，退出腰穿针。在相当于声带下方平面经皮肤、甲状软骨再穿刺一针，经针孔穿入缝线。两缝线在喉内打结后，将结引出皮外。牵拉缝线的两端可使声带外移。结扎缝线时由助手行直达喉镜检查，以观察声带外移的程度，一般以外移声带5~6mm为宜。将缝线穿过一特氟隆片和一纽扣眼后结扎缝线。

⑥缝合切口：将甲状软骨切开处对位缝合，甲状软骨外侧放置引流条，对位缝合胸骨舌骨肌，间断缝合皮下组织及皮肤，关闭切口。

（6）术后处理

①术前2日及术后使用抗生素7~10日。口腔护理7日，以预防感染。

②伤口内放置的引流条有防止皮下积气和引流渗出的血液之作用，可于手术后24~48小时取出。

③气管切开的护理，术后观察10~14日，试堵管无呼吸困难时，可更换小号气管套管，堵管观察1~2日无呼吸困难时可拔除气管套管。

④术后4周以后去除使声带外移的固定线，不可过早拆除此线。

（7）并发症

①术后喉前部喉蹼。

②气管皮肤瘘或皮下气肿。

③若甲状软骨切开处不在正中，可致术后声带缩短。

④若有杓间纤维化，术中未能做出诊断，则术后声带外移效果不好。

⑤术后声带外移不够，而仍有呼吸困难者则不能拔除气管套管。

2.切开黏膜切除杓状软骨

甲状软骨切开之后，还可经切开喉内黏膜径路切除杓状软骨。方法如下：

（1）切口：探触杓状软骨的位置和形状后，沿杓状软骨。将甲杓肌于杓状软骨声带突处切断，此时要注意尽量保护喉黏膜。以精细钳夹住杓状软骨，锐性分离周围组织，将杓状软骨取出。

（2）分离杓状软骨：经切口锐性分离，暴露出杓状软骨。将甲杓肌于杓状软骨声带突处切断，此时要注意尽量保护喉黏膜。以精细钳夹住杓状软骨，锐性分离周围组织，将杓状软骨取出。

（3）缝合黏膜切口：用3-0细丝线间断缝合黏膜切口。

将声带向外侧牵拉固定的方法，同软骨膜下切除杓状软骨法。

3.杓间纤维瘢痕组织切除

由于杓间纤维结缔组织增生所致的双杓状软骨的外展障碍，应行杓间纤维瘢痕组织切除，以松解双侧杓状软骨。手术方法如下。

（1）杓间区黏膜"U"形切口：甲状软骨裂开后，牵开双甲状骨翼。在杓间区做蒂在上方的"U"形黏膜切口。向上方做锐性分离，掀起黏膜瓣，暴露出黏膜下方的瘢痕组织，将其与杓间肌一并锐性切除达环状软骨。此时探触杓状软骨，确认杓状软骨已松解后，将黏膜瓣复位，以3-0丝线间断缝合切口。

（二）喉外径路杓状软骨切除声带外移术

经喉外径路杓状软骨切除是由 Woodman 最早使用的术式。由于该术式具有不损伤喉内黏膜及能较准确地外移声带等优点，是目前国内外治疗双侧声带外展麻痹的常用术式。优点是①手术在喉外进行，不进入喉内，不损伤喉内黏膜，术后不易发生感染。②将声带突处黏膜下组织固定到甲状软骨时，在直达喉镜下观察声带位置，能使声带外移程度随意调整。

1.适应证

（1）杓状软骨因神经麻痹或关节强直而固定，呼吸不畅者。

（2）因双侧声带麻痹而行气管切开，患者不愿意长期戴管者。

2.禁忌证

在术侧有创伤或曾行手术治疗者为相对手术禁忌证。

3.术前准备

（1）摄颈部侧位X线片，以排除气管狭窄。

（2）肺功能检查。

（3）术前做直达喉镜或气管镜检查，拨动杓状软骨，以确定杓状软骨的活动度。

（4）术前1日以水及肥皂将颈部皮肤洗净，刮除毛发。

（5）术前30min肌内注射苯巴比妥0.1g、阿托品0.5mg，儿童酌减。

（6）特备手术器械：气管拉钩，电钻，眼科小剪刀（弯、直2种），前联合喉镜。

4.麻醉

多采用全身麻醉。

5.手术步骤

（1）气管切开术：先在局麻下行气管切开术，插入气管内麻醉用插管，再进行全身麻醉。若患者已行气管切开，则应在局麻或气管表面麻醉下换下气管套管，改全麻插管。

（2）体位：平卧位，头偏向一侧，并微向后伸。选择声带固定较久而较严重一侧进行手术。

（3）切口：沿胸锁乳突肌前缘做斜行切口，上平甲状软骨上缘，下达环状软骨下缘。切开皮肤、皮下组织及颈阔肌。

（4）暴露甲状软骨后缘：沿切口向前后分离皮肤及皮下组织。将胸锁乳突肌前缘向后牵引，将肩胛舌骨肌和胸骨舌骨肌向前牵引，可见甲状舌骨肌附着于甲状软骨后缘的前面，咽下缩肌附着于甲状软骨后缘。于切口下端可见甲状软骨下角与环状软骨接连的环甲关节，为手术操作的重要标志。将喉体略向对侧牵拉，上自甲状软骨上缘，向下达环甲关节，沿甲状软骨后缘垂直切开咽下缩肌及软骨膜，勿损伤软骨。

（5）分离环甲关节，暴露杓状软骨：以剥离器沿软骨膜切口，于软骨膜下分离咽下缩肌达甲状软骨后缘，绕后缘分离少许甲状软骨骨侧面的软骨膜。再以剥离器钝性分离环甲关节，则甲状软骨后缘游离，以拉钩将甲状软骨后缘牵向前，沿环状软骨侧面，自环甲关节垂直向上分离，将环杓后肌及环杓侧肌在止于杓状软骨处切断，切开杓状软骨处软骨膜，暴露出杓状软骨。

（6）分离杓状软骨：以剥离器于软骨膜下分离杓状软骨，分离环杓关节，在杓状软骨声带突处切断，要保留一小块软骨于组织内，以防缝线滑脱并可避免损伤喉腔黏膜。将杓状软骨去除。

（7）声带外移固定于甲状软骨下角：在杓状软骨尚未切除时可于杓状软骨中部扎一缝线，牵引杓状软骨向外、向下，有助于看清声带突的位置。用带细肠线或尼龙线的弯针于黏膜下穿过或绕过声带突，包括声带肌纤维和甲杓肌纤维，穿针的部位应在声带突稍后处，使杓状软骨处黏膜外移。若穿针部位太靠前，易使声带膜部外移过多而影响发声；若穿针部位太靠后，则使杓状软骨声带突内旋，声门开不大。将缝线向外牵拉，绕甲状软骨下角待结扎。

将喉体复位，在直接喉镜下或纤维喉镜下一边牵拉缝线，一边观察声带外移的程度，以声带外移4～5mm为宜。将缝线结扎、固定。将缝线固定在甲状软骨下角上有可能使外移的声带低于对侧声带，从而产生误吸及发声不良。因此有人主张在甲状软骨翼的相应部位固定缝线，可避免上述问题。

（8）缝合切口：将咽下缩肌复位缝合，依次缝合皮下组织及皮肤。创口内放置引流条。

6.术后处理

（1）术后使用抗生素7～10日，口腔护理7日，以防感染。

（2）术后24～48小时取出引流条。

（3）术后10日内，可行蒸汽吸入，以防喉内分泌物结痂，并禁止说话。

（4）术后10日内可试堵塞气管套管，若呼吸通畅，观察数周后将气管套管拔除。

7.并发症

（1）术后喉腔后部可能发生肉芽组织，多因手术时损伤喉黏膜或缝线穿绕声带突时穿透喉黏膜所致。可在直达喉镜下或纤维喉镜下激光将肉芽组织去除。

（2）术后可发生喉水肿或喉软骨膜炎，严重者可发生软骨坏死，多因手术时损伤喉黏膜及感染所致。手术前后应给予足量抗生素以预防此并发症。

（3）对有冠心病者，手术中牵拉颈总动脉鞘时可引起栓塞发作。

（4）术中过度牵拉甲状软骨翼时可造成下咽部及食管上部扭曲变形，易在切开咽下缩肌时受损伤。

（三）杓状软骨切除术

1.显微支撑喉镜下杓状软骨切除术

本手术的优点是：①手术损伤较喉裂开术小；②术后伤口感染等并发症的发生率低；③该术式具有既能改善呼吸又不必在颈部做切口的优点。

（1）适应证

①杓状软骨因神经源性或关节强直而致呼吸不畅或呼吸困难者。

②因双侧声带外展麻痹而行气管切开术后经保守治疗仍不能拔管，患者不愿意长期戴气管套管者。

（2）禁忌证

①因解剖异常使直达喉镜不能通过声门上区喉部者。

②因颈椎病变颈部不能仰伸者。

（3）术前准备

①术前应详细做体格检查，并摄颈部侧位X线片，以排除气管狭窄。

②肺功能检查。

③直达喉镜检查和颈段气管镜检查，探触杓状软骨的活动度。

④手术器械准备支撑喉镜一套，双目手术显微镜，喉显微手术器械一套，电凝器。

（4）麻醉：可在基础强化麻醉加表面黏膜麻醉下手术。也可在全麻下手术。

（5）手术步骤

①气管切开术：先在局麻下行气管切开术，经气管切开处插入麻醉插管，开始全麻。

②安置支撑喉镜：麻醉达到适当深度后，肌肉完全松弛时，患者肩下垫枕，头略后仰，口内放置牙垫。术者站立于患者头端，左手持喉镜，沿舌根轻轻伸入，暴露会厌，将喉镜远端尖部越过会厌，挑起会厌，调整喉镜的位置至能满意暴露喉部时，接上支撑架，固定之。

③调试手术显微镜：移动手术显微镜，使手术显微镜的物镜能通过喉镜看到声门，对准焦距后，固定手术显微镜。

④切除杓状软骨：用喉显微手术器械，在杓状软骨表面做切口，切开杓状会厌襞黏膜，分离黏膜下的软组织，暴露出杓状软骨的上部，以小钳子夹住杓状软骨，分离周围组织，取出杓状软骨。在剥离杓状软骨过程中出血常引起术野不清，妨碍操作，可用针形电凝器止血，若无此装置，也可以钳夹浸有肾上腺素的小棉球压迫出血点。电灼去除杓状软骨后的组织腔，利于以后瘢痕形成牵拉声带向外侧移位。对合杓状会厌襞上的切口，撤出喉镜。

（6）术后处理

①术后应禁声10日以上，直至瘢痕形成，声带最大限度外移时方可发声。

②气管切开护理。

③蒸汽或雾化药液吸入。

④必要时可以全身应用抗生素。

（7）并发症

①杓状软骨未能全部去除。

②声带术后外移不满意。

③因术中出血不易控制使手术不能进行而改行其他种类的手术。

④术后喉内瘢痕形成致使以后的声带外展术更加困难。

2.显微支撑喉镜下声带外移术

该手术的优点是：①不切除杓状软骨，是所有改善呼吸的手术中损伤最小的一种术式；②该术式不成功时也不引起喉内结构的改变，不影响行杓状软骨切除术等术式的成功率。

（1）适应证：杓状软骨因神经支配障碍和因环杓关节强直所致的呼吸困难。该术式可作为此类患者治疗的首选方法。

（2）禁忌证：直达喉镜下暴露喉部困难者。

（3）术前准备

①摄颈部侧位X线片，以排除气管狭窄。

②肺功能检查。

③直达喉镜或颈段气管镜检查，并检查杓状软骨的活动度。

④手术器械准备：2个19号带芯腰穿针，2-0的缝线，电凝器，纽扣及硅胶片，支撑喉镜，手术显微镜，显微喉手术器械。

（4）麻醉：基础强化麻醉加黏膜表面麻醉下手术，也可在静脉全身麻醉下手术。

（5）手术步骤

①气管切开术：先在局麻下行气管切开术，插入气管麻醉用插管，开始全麻。

②安装支撑喉镜：患者肩下垫枕，头稍后仰，口内放牙垫以保护牙齿。将喉镜经舌正中越过会厌，暴露声门上区及声门后，安装固定架，固定喉镜。

③调整好手术显微镜：将手术显微镜的物镜对准喉镜内，显微镜下观察喉内结构，调整镜像清晰后，固定显微镜。

④声带外移固定：在喉室底外声韧带的最外侧缘做切口，前距前联合2mm，后达声带突。沿切口全长将甲杓肌楔形切除一块，用针形电凝器将楔形切除床全长做电凝。以19号腰穿针经皮穿刺甲状软骨至喉内，经其置入牵引线，拉至喉镜外结扎，放松喉镜，防止声带扭曲。然后皮肤外结扎固定缝线使声带外移。4周后拆除牵引线，方法是将线的一端剪断，牵拉另一端，将线抽出。

（6）术后处理

①气管切开护理。

②全身使用抗生素5~7日。

③声带做楔形切除后完全愈合至少需时4周，因此去除牵引线一定得少于4周。

（7）并发症

声带外移牵引线的位置不适当时可引起术侧声带较对侧声带抬高或降低，造成失声，因此缝线的位置十分重要。因在喉镜下操作，达到准确穿刺非常困难。直达喉镜下暴露不全、杓状软骨强直及杓间区黏连均为该手术失败的原因。

二、麻痹声带功能恢复术

手术修复已损坏的喉运动神经，重建喉内肌的神经支配，恢复喉肌的运动，从而恢复喉的正常生理功能，是治疗声带麻痹最理想的方法。自Cotterell（1892）首先用迷走神经与喉返神经行吻合术以来，已发展有多种恢复喉返神经支配的方法，但迄今为止尚无一种方法的效果令人满意，多数方法仍在实验阶段，有待进一步研究。

临床上多使用的几种方法如下：

（一）神经吻合术（神经-神经或神经-肌肉）

1.喉返神经断端吻合术

（1）适应证

①颈部外伤或甲状腺手术损伤喉返神经，出现急性呼吸困难者。

②不明原因的双侧喉返神经损伤致双侧声带外展麻痹而行气管切开术，经治疗观察3~6个月仍不能恢复正常呼吸者。

③手术中喉返神经的两断端能找到，并有足够长度，断端吻合后无张力者。

（2）禁忌证

①杓状软骨关节强直或固定。杓间区有纤维性黏连者。

②患者全身情况差（如伴有颅脑外伤）应暂缓手术。

③喉返神经断端找不到或找到一端，无法行断端吻合者可采用其他方法。

（3）术前准备：喉返神经损伤时间较长者，术前应先行直达喉镜检查术，并探试杓状软骨的活动度，杓状软骨活动度正常者方可行此术。

（4）麻醉：多在全身麻醉下手术。

（5）手术步骤

①气管切开术：先在局麻下行气管切开术，切开气管第3~5环，插入气管内带气囊的麻醉插管。

②切口：若为甲状腺手术损伤，应循原甲状腺手术切口切开。若颈部无伤口，平环状软骨下缘做横切口，切开皮肤、皮下组织，将上、下皮瓣向上和向下掀起、固定。

③探查喉返神经：沿原损伤处或循气管向上、下分离，找到位于气管食管沟的喉返神经，并循喉返神经向上或向下找到喉返神经两断端。

④喉返神经断端吻合：在手术显微镜下仔细观察断端有无神经瘤形成或病变，并沿两断端分别游离一段喉返神经，将两断端对位，做到无张力、无扭曲、无偏斜。用7-0~9-0无创伤缝合线缝合神经断端4~6针，只缝合神经鞘膜，不要损伤神经纤维。吻合处再以筋膜包裹或切取一段静脉套入吻合处，以防止肉芽及纤维组织进入吻合处。

⑤逐层关闭切口。

首例喉返神经断端吻合术是Horsley（1909）首先为一位40岁女性枪伤患者施术，术后3个月声带功能恢复接近正常。FraZier（1926）、Lahey（1928）、Doyle（1967）、上海第六人民医院（1979）、第二军医大学长海医院（1993）等均报道行喉返神经断端吻合术获得满意效果。

另有研究显示喉返神经内的内收纤维和外展纤维呈分散排列，混在一起，用现有的解剖方法不能将其分开。因此，一旦损伤无论对位如何准确，交错支配不可避免，不能恢复声带运动的正常功能。

2.喉返神经植入环杓后肌术

（1）适应证

①颈部外伤或甲状腺手术损伤喉返神经出现急性呼吸困难者。

②手术中喉返神经的近侧端能找到，其长度可以达到环杓后肌而远侧端太短或阙如者。

（2）禁忌证

①杓状软骨活动度下降或固定者。

②杓间区有纤维性黏连者。

③患者全身情况差，不能耐受手术者。

（3）麻醉多在全麻下手术。

（4）手术步骤

①气管切开术：先在局麻下行气管切开，切开气管第3～5环，插入带气囊的麻醉插管。

②切口及寻找喉返神经断端的方法同喉返神经吻合术。

③将喉返神经近端植入环杓后肌：找到喉返神经近端后放入组织间隙内保护备用。暴露甲状软骨后缘，分离甲状软骨下角处咽下缩肌，以小拉钩将甲状软骨拉向前，露出环杓后肌。在环杓后肌肌腹部制一遂道，将喉返神经的近端植入隧道内，用7-0～9-0尼龙线固定缝合2针。

④逐层关闭切口。

Miglet（1974）曾对一车祸致喉气管断离并双侧喉返神经从喉部撕脱的患者，行喉返神经植入到环杓后肌术，术后6个月双侧杓状软骨轻微活动，术后1年声带运动接近正常。

3.劈开的迷走神经与喉返神经外展支吻合术

（1）适应证

①颈部外伤或甲状腺手术损伤喉返神经，出现呼吸困难者。

②手术中喉返神经的远侧端可以找到而喉返神经的近侧断端找不到或缺损太多，不能对端吻合者。

（2）禁忌证

①杓状软骨关节强直或固定或杓间区有纤维性瘢痕黏连者。

②患者全身情况太差不能耐受手术者。

③若喉返神经的两断端均可找到且有足够长度，估计吻合后无张力者应首先采用喉返神经断端吻合术。

（3）麻醉

全麻下手术。

（4）手术步骤

①气管切开术：先在局部麻醉下行气管切开术，切开气管第3~5环，插入带气囊的麻醉插管，开始全麻。

②患者体位及切口：取平卧位，头偏向对侧，使术侧颈部伸直。若为甲状腺手术损伤应沿原手术切口切开。若颈部无切口，平环状软骨下缘做横切口，切开皮肤、皮下组织及颈阔肌，将皮瓣分别向上、向下掀起固定。也可在胸锁乳突肌前缘做切口。

③探查喉返神经：找到喉返神经远端，循之向喉内分离，喉返神经在环甲关节的后内侧。甲状软骨下角的后方正中处喉返神经多分为前后2支，前支进入喉内支配喉内收肌，后支进入环杓后肌，司声带的外展。找到喉返神经的后支。

④劈开迷走神经：在颈总动脉和颈内静脉间的后方找到迷走神经主干。迷走神经主干的内侧部分是喉返神经纤维束，用1%普鲁卡因注射到神经鞘内以使神经纤维与鞘分离。在手术显微镜下纵向切开神经鞘，辨认出迷走神经干内侧的喉返神经束的外侧的内脏神经干，锐性分离出喉返神经束，于适当长度处切断喉返神经束，将其近侧端与喉返神经的外展支用10-0无创伤缝合线做无张力缝合，再封闭迷走神经干神经鞘。

⑤逐层缝合切口。

Miehlk（1974）曾为一个甲状腺手术后4个月双侧声带麻痹患者行此手术，术后10周，吸气时声带外展，6个月后声带处于中间位，不能内收。

4.膈神经与喉返神经外展支吻合或植入环杓后肌术

膈肌与环杓后肌的生理功能都是吸气时收缩，因此在喉返神经损伤后，膈神经被认为是恢复环杓后肌功能最理想的替代神经。另有研究显示，切断一侧膈神经不会造成持久的通气障碍，通气量可在6个月之内恢复正常。

（1）适应证

①颈部外伤或甲状腺手术损伤喉返神经并有呼吸困难者。

②不明原因的双侧声带外展麻痹致呼吸困难，而行气管切杓开术后3~6个月，仍不能恢复正常呼吸者。

（2）禁忌证

①杓状软骨关节强直或固定、杓间区有纤维性黏连者。

②患者全身情况差，不能承受手术者。

（3）麻醉：全麻下进行手术。

（4）手术步骤

①气管切开术：先在局部麻醉下行气管切开术，插入带气囊的麻醉插管，开始全麻。

②患者位置及切口：患者取平卧位，头偏向对侧，使术侧颈部伸直。若为甲状腺手术损伤，沿原切口切开。若颈部未做过切口，可平环甲膜做横切口或沿胸锁乳突肌前缘做垂直切口，切开皮肤、皮下组织及颈阔肌。

③暴露膈神经：于颈动脉鞘的后方分离，在前斜角肌的表面找到膈神经。在手术显微镜下将膈神经分成内、外两部分，将内侧部分在其进入胸内处切断，近侧端向上掀起，使能达到环杓后肌处。膈神经的外侧部分不切断。

④暴露喉返神经的外展支及环杓后肌：探查喉返神经，在甲状软骨下角后方找到喉返神经的外展支。若找不到喉返神经外展支则分开环甲头节，将甲状软骨后缘向对侧牵拉，露出环杓后肌，在环杓后肌的肌腹做一小隧道，备用。

⑤将劈开的膈神经与喉返神经的外展支吻合或将劈开的膈神经植入到环杓后肌：若能找到喉返神经的外展支，用8-0～10-0尼龙线将其与劈开的膈神经端端吻合；若找不到喉返神经的外展支则将劈开的膈神经植入到环杓后肌的肌腹内的小隧道中，用8-0～10-0尼龙线固定1～2针。若膈神经长度不够，可移植一段其他神经于膈神经与喉返神经的外展支之间或将移植神经的末端植入环杓后肌。

⑥逐层关闭切口。Crumley（1993）曾对多例双侧喉返神经麻痹声带不能外展的患者行膈神经移植环杓后肌或与喉返神经外展支吻合术，取得满意效果，他认为利用膈神经恢复环杓后肌的神经支配是最理想的方法。

（5）并发症：暴露、分离膈神经时，易损伤胸导管。故术中应仔细操作，及时处理。术后必要时加压包扎。

（二）神经肌蒂移植手术

神经肌蒂移植术是20世纪70年代以来发展的新技术。Ogura、Sato等人最早研究，Tucker使之推广应用于临床，是迄今用于治疗双侧喉返神经麻痹试图恢复环杓后肌功能在临床上应用最多的一种手术。国内以李兆基教授为首的第二军医大学长海医院耳鼻咽喉科从1986年起进行了大量的动物实验并探索出较成功的手术方法。神经肌蒂移植术的优点是：①可完整保存运动终板，不必切断和吻合神经，避免了神经的退行性变和神经瘤形成，不会产生再生神经纤维的错向支配等；②神经肌蒂与受植肌床愈合迅速，神经纤维不会从肌床上滑脱，因而功能恢复快；③有选择地移植于受累的麻痹喉肌，从而避免内收、外展纤维交错支配及功能失调；④恢复气道的正常通气功能而不损伤发声功能；⑤不妨碍喉返神经自发恢复的可能。

但是另有一些学者认为本手术效果不好，提出神经肌蒂移植于环杓后肌后声带的轻微外展，不是肌蒂中的神经长入环杓后肌对环杓后肌神经再支配的结果，而是环杓后肌发生纤维化、瘢痕形成，牵拉杓状软骨使声带外展的。由于存在这些争论，神经肌蒂移植术尚未被国内外广泛应用。

1.适应证

（1）双侧声带麻痹致呼吸困难或影响日常生活和工作者。

（2）双侧喉返神经麻痹患者有可能突然发生呼吸困难者。

2.禁忌证

（1）双侧声带杓状软骨固定者。

（2）舌下神经襻至颈前带状肌已有损伤者。

（3）其他不能纠正的气道病变，即使神经再支配成功后也不能去除气管套管者。

（4）患者不能承受手术者，如严重颅脑外伤。

3.麻醉

一般在全身麻醉下手术。

4.手术步骤

（1）气管切开术：先在局麻下行气管切开术，切开气管第3~5环，插入带气囊的麻醉插管后开始全麻。

（2）体位及切口：取平卧位，头偏向对侧。颈部皮肤常规消毒，以无菌巾包头，铺巾。平甲状软骨下缘、自正中线沿皮纹向后达胸锁乳突肌前缘做切口，切开皮肤、皮下组织及颈阔肌。

（3）制备神经肌蒂：游离胸锁乳突肌前缘并牵向后，找到舌下神经襻至肩胛舌骨肌的分支，沿该分支向下分离至神经实际进入肌肉处，切取2~3mm3大小肌块，连同神经一起保护备用。

（4）暴露环杓后肌：用小拉钩牵拉甲状软骨翼后缘向上，暴露咽下缩肌的斜行纤维。在接近甲状软骨下角处将咽下缩肌纤维钝性分开，不要切断肌纤维，露出梨状窝黏膜反折处。将梨状窝黏膜向上分离使露出环杓后肌。环杓后肌肌纤维走行与咽下缩肌肌纤维走行呈垂直关系，此特征有助于确定环杓后肌。

（5）将神经肌蒂固定于环杓后肌：将已制备好的神经肌蒂置于环杓后肌肌腹部表面，以5-0尼龙线固定2~3针。多采用双肌蒂法。

（6）喉复位，逐层关闭切口。伤口内放引流。

（三）肌肉移位技术

肌肉移位技术是利用颈部的带状肌移位于杓状软骨及环杓后肌，使其具有取代已麻痹的环杓后肌的作用。临床上使用过的颈前带状肌有肩胛舌骨肌和胸骨甲状肌。

1.肩胛舌骨肌移位术

King（1939）行此手术治疗3例声带外展麻痹患者，术后2例恢复了声带的外展功能。术中先将肩胛舌骨肌游离出来，注意保护支配该肌的神经勿受损伤，将肩胛舌骨肌的前腹向上牵拉，缝到杓状软骨肌突上。

2.胸骨甲状肌移位术

Evoy（1968）报道行此手术4例，1例术后有声带外展。方法是先将胸骨甲状肌在附着于甲状软骨的斜线处切断，再暴露甲状软骨后缘，向对侧牵拉甲状软骨翼后缘露出环杓后肌后将胸骨甲状肌嵌入到杓状软骨肌突上，用细尼龙线将胸骨甲状肌与环杓后肌肌腱缝合固定。

由于肌肉移植术后易形成瘢痕黏连，移位的肌肉与周围组织黏连较重，术后难恢复声带的外展运动。

（四）神经减压术

适用于治疗特发性声带麻痹、甲状腺手术后、颈部外伤或颈部手术后喉返神经受压迫所致的声带麻痹。

Ogura（1962）认为喉返神经在甲状软骨下角与环状软骨之间处易受病变压迫，尤其神经支在甲状软骨下角前方人喉内者更易受损伤。手术方法是沿胸锁乳突肌前缘切开，暴露出患侧甲状软骨下角，将甲状软骨下角与环状软骨分离并将甲状软骨下角连同部分甲状软骨板切除，以达减压目的。Ogura报道对4例患者行喉返神经减压术，其中2例术后4个月恢复正常。Maisel（1974）行5例喉返神经减压术，4例获得成功，认为喉返神经减压术是一种很有希望的手术。

第二节　单侧声带麻痹手术

单侧性声带麻痹由周围性喉运动神经病变引起者较为常见。由于左喉返神经的行径较长，发生病变的机会较多，因此左侧声带麻痹较右侧更为多见。

单侧声带麻痹表现为声带不能内收或不能外展。

由于引起声带麻痹的原因不同，所累及的喉神经及所支配的喉内肌亦不同，出现的症状也不尽相同。如甲状腺手术中切断一侧喉返神经，常表现为声音嘶哑，易疲劳，说话或咳嗽时有漏气感，说话时有破裂声。喉镜检查见患侧声带固定于旁正中位，是患侧声带内收肌和外展肌均瘫痪所致。因神经中毒或手术损伤引起的环杓侧肌瘫痪时，主要表现为发声困难，失声，发声时漏气等症状。检查见声带固定于轻度外展位，发声时无内收运动。

经保守治疗或观察3～6个月发声仍不能改善，影响正常生活和工作者可行手术治疗。

一、麻痹声带内移术

（一）声带内特氟隆或硅胶注射

在直达喉镜或支撑喉镜下声带内注射特氟隆是国际上最常使用的治疗单侧性声带麻痹的方法。由Arnold（1961）首先使用，后经Lewy（1976）等人做大量临床研究证明，其有效率在90%以上。多年的临床应用表明，特氟隆有很好的组织相容性且没有致癌作用。声带内注射特氟隆最大优点是手术简单，见效快，多数患者获满意效果。其缺点是：①特氟隆和硅胶均不能被机体吸收，一旦注射入声带内则不能取出，因此只有声带功能确无恢复可能者，方可采用此术；②特氟隆注射到声带内后可弥散到周围组织，如环甲膜、甲状腺或颈部皮下组织；③注射操作精细，剂量不易掌握，一旦注射部位不准确或注射量稍多则可引起发声不良或呼吸不畅。

1.适应证

（1）单侧性声带麻痹，声带固定于中间位或外展位者。

（2）喉外伤后或喉手术后声门关闭不全者。

（3）先天性发声不良者。

2.禁忌证

（1）声带功能有可能恢复正常者。

（2）喉内残存结构不清，不能将针头刺入喉内适当部位者。

（3）双侧声带麻痹者。

3.术前准备

（1）肺功能检查。

（2）患者若有误吸应行放射学吞钡检查以评估误吸的程度。

（3）对效果不能肯定者可先用可吸收的明胶海绵做声带内注射。即用盐水溶解的明胶海绵粉注入声带内，能保持声带内移2～3周直至吸收。若效果好，可再行特氟隆声带内注射。

（4）术前半小时注射阿托品0.5mg，苯巴比妥0.1g，以使咽喉部分泌物降低及保持患者安静。

（5）准备Bruning喉注射器，特氟隆糊剂。

4.麻醉

以局部麻醉为宜。因在局麻下注射特氟隆时可根据发声的情况而决定注射剂量。双侧喉上神经阻滞麻醉因能麻痹环甲肌而改变声带张力，不利于在注射特氟隆时估计声带的位置，故不应采用。应采用基础强化麻醉加局部黏膜麻醉。但有的患者暴露声门仍不满意，遇此情况可采用脉冲式吹入麻醉而不必用气管内插管。

5.手术步骤

（1）安放支撑喉镜：患者平卧于手术台上，头后仰。表面黏膜麻醉充分后，经口放入前联合镜，暴露声门，前联合处不可有张力，否则易使声带变形。固定喉镜。

（2）检查双侧杓状软骨的活动度：用剥离器向外侧推杓状软骨，能活动者说明杓状瓣活动良好。

（3）声带内注射：用Brunigng喉注射器吸入特氟隆（50%，w/w）甘油剂，接上18号（男）或19号（女）长针头。注射部位有两点，第一点在声带膜部中份的外侧，方法是用针头向外侧推挤室带，暴露甲杓肌的外侧缘，经此刺入黏膜2mm，注入特氟隆。对于室带较肥厚以针头暴露声带不满意者也可用一细长剥离器，向外侧推挤室带。第二点是在声带突的外侧缘，注射量以声带内移接近于中线为准。一般每点注射0.25ml。

（4）检查声门大小及呼吸、发声情况：注射毕注射侧声带变直，吸气时患侧声带接近中线，发声时能与对侧声带接触，发声变清晰。若特氟隆注入过多可引起注射侧声带超越中线，吸气时可见声门部分堵塞使吸气受影响，发声时双侧声带重叠。遇此情况应立即在注射处的黏膜上做切口，用吸引器头吸引该处，以吸出部分特氟隆，否则待特氟隆弥散到黏膜下结构时则不能取出。

（5）撤出支撑喉镜。

6.术后处理

（1）术后禁声4～12小时。

（2）可适当给予镇静剂、止痛剂或颈部冷敷。

7.并发症

（1）过量注射特氟隆后可引起声带超越中线。

（2）注射部位过深可引起特氟隆沉积于声门下，引起声门下狭窄。

（3）注射过浅，可致声带黏膜膨隆影响发声。

（二）喉裂开肌肉充填术

1.适应证

（1）单侧声带麻痹，声带不能内收而使发音困难者。

（2）单侧声带麻痹，用直达喉镜暴露不良者。

（3）单侧声带麻痹行特氟隆声带内注射失败者。

（4）喉外伤或喉手术后残存声带太小而不能用特氟隆声带内注射者。

（5）因其他原因而切开甲状软骨者。

2.麻醉

多采用全身麻醉。

3.手术方法

（1）气管切开术：先在局麻下行气管切开术，插入麻醉插管，开始全身麻醉。

（2）体位及切口：平卧位，肩下垫枕，头向后仰，头位保持正中。平甲状软骨中线沿皮纹做水平切口，两侧达胸锁乳突有前缘，切开皮肤、皮下组织及颈阔肌，分离上、下皮瓣，向上达舌骨平面，向下达环状软骨下缘，保护皮肤。

（3）暴露甲状软骨：沿白线分离两侧带状肌，分离出术侧胸骨甲状肌并向外侧牵拉，暴露甲状软骨前部环状软骨弓。

（4）切开环甲膜及甲状软骨：偏术侧横切环甲膜，正中垂直切开甲状软骨膜，并切开术侧甲状软骨上、下缘的软骨膜，以骨锯或剪刀沿正中切开甲头软骨。稍向上牵拉甲状软骨，从环甲膜处看清楚前联合，于前联合正中垂直切开喉内黏膜。

（5）分离内软骨膜：从前向后分离术侧甲状软骨膜至杓状软骨处。

（6）游离胸骨舌骨肌并置入甲状软骨内侧：于胸骨舌骨肌外侧的适当部位纵向切开，使其与下方的组织分离，形成双蒂的胸骨舌骨肌瓣。牵引此肌瓣置入甲状软骨内侧与内软骨膜之间，如此可使术侧声带明显内移。将声带最前端用细丝线向前与甲状软骨缝合固定以防声带缩短。

（7）缝合伤口：在中线处将甲状软骨外软骨膜对位缝合。以细丝线将从甲软骨上、下方穿出的胸骨舌骨肌瓣在穿出处缝合固定。依次缝合皮下组织及皮肤，包扎切口。

4.术后处理

（1）气管切开护理。

（2）使用抗生素5～7日，以预防感染。

（3）每日换药1次，术后7日拆除皮肤缝线。

（4）颈部切口愈合后再逐步除去气管套管。

（三）甲状软骨切开软骨充填术

1.适应证

（1）单侧性声带内收障碍，声带固定于中间位或外展位，而使发声困难者。

（2）行特氟隆声带内注射失败者。

（3）喉外伤或喉手术后发声不良，不适合行特氟隆声带内注射者。

2.麻醉

全身麻醉。

3.手术步骤

（1）气管切开术：先在局麻下行气管切开术，插入麻醉插管，开始全身麻醉。

（2）体位及切口：平卧位，肩下垫枕，头略后仰，头位正中。平甲状软骨中部做横切口，向两侧略弯向上达胸锁乳突肌前缘。切开皮肤、皮下组织及颈阔肌。将皮瓣向上分离至舌骨平面稍上处，下方皮瓣至环状软骨下缘，固定皮瓣。

（3）暴露甲状软骨上部：沿甲状软骨正中分离，将术侧胸骨舌骨肌游离，在相当于甲状软骨上缘处切断该肌，并在甲状软骨上缘处切断甲状舌骨肌及甲状软骨外软骨膜。

（4）截取甲状软骨块：用剥离子分离甲状软骨翼外软骨膜至甲状软骨中部，再分离甲状软骨翼内软骨膜，如此使甲状软骨翼的上半部完全游离，注意保护甲状软骨翼后上方的喉上神经内支。用骨锯或锐利刀片将甲状软骨上部切下，甲状软骨后上应保留少许。

（5）制成三角形软骨块：将切下的软骨块修剪成三角形。

（6）将三角形软骨块置入甲状软骨内侧：分开术侧甲状软骨内软骨膜至甲状软骨下缘平面，将软骨块置入甲状软骨与内软骨膜之间，使其位于声带平面，以使杓状软骨声带突和甲杓肌内移。

（7）直达喉镜检查：行直达喉镜检查证实声带内移至不影响通气为准。

（8）缝合切口：将软骨膜对位缝合关闭软骨膜腔。伤口内放置引流，间断缝合颈阔肌和皮肤切口，覆以消毒纱布包扎切口。

4.术后处理

（1）使用抗生素5～7日，以预防感染。

（2）气管切开护理，待颈部刀口完成愈合后才可去除气管套管。

（3）去除气管套管应从大管到小管分步进行，在成人换至8mm套管后堵管24～48小时，无呼吸不畅时可以除去气管套管。

（四）甲状软骨开窗声带内移术

在甲状软骨板上开窗，通过开窗使术侧声带内移是治疗单侧喉返神经麻痹的重要方法。早在1915年，Payr曾首先在甲状软骨板上做一横的"U"形切口，制成一蒂在前方的软骨瓣，将该软骨瓣推向内侧使声带内移。但是由于软骨有蒂，内移受限，未能推广应用。1942年，Seiffert从新鲜尸体的肋软骨上切取小块软骨置入，行甲状软骨成形术Ⅰ型就是甲状软骨开窗声带内移术。之后该术式在国内外得到较广泛使用，取得良好效果。有些作者对术式做过一些改良，但基本术式没有改变。

1.适应证

（1）一侧性声带麻痹致发声困难者。

（2）一侧性声带萎缩或弓形声带可伴有声带沟。

2.禁忌证

（1）单侧性声带麻痹发病6个月以内者。

（2）年龄在10岁以下者。

（3）对侧声带有可能发生麻痹者。

（4）声带瘢痕或僵硬而引起发声不良者。

3.术前准备

（1）手压试验：检查者用手指向内挤压声带平面的甲状软骨翼的前1/3至中1/3处，同时嘱患者发声，以观察发声时声带的改变，并将声带的变化录像，以供分析和术后比较。手压试验发声有改善者，术后效果亦好。手压试验无改善者可能与以下因素有关：①手压方法不对，如部位不对或用力不当；②甲状软骨翼已钙化，手压时不能内移；③声带沟或声带萎缩性病变致声带强直或对侧声带有病理改变；④手压试验时因疼痛而发声方式不当；⑤发声时声门裂太宽。手压试验发声改善不佳者术后可能发声改善不理想。对因声带瘢痕或强直引起的发声不良者，术后效果不好。

（2）术前半小时注射阿托品0.5mg，苯巴比妥0.1g，以使咽喉部分泌物降低及保持患者安静。

4.麻醉与体位

局麻下手术。患者取仰卧位，头向后仰，肩下垫枕。用0.5%利多卡因加少许肾上腺素在甲状软骨中部及两侧做皮下浸润麻醉。但多采用全身麻醉。

5.手术步骤

（1）设计皮肤切口：在行局麻之前先标记出皮肤切口。对甲状软骨上切迹和甲状软骨下缘于正中分别标记，这两点连线之中点即为切口平面点，过此点画偏向术侧的水平线，即为皮肤切口线。

（2）切开皮肤、暴露甲状软骨翼：沿画出的皮肤切口切开皮肤、皮下组织4~5cm，将切口拉开。结扎颈前正中静脉。在正中垂直切开，沿白线将带状肌及结缔组织向外侧钝性分开，暴露甲状软骨翼。可切断或部分切断术侧带状肌，使术野宽阔。在甲状软骨膜表面分离上至甲状软骨切迹，下达环状软骨下缘，暴露甲状软骨翼的前2/3或3/4。

（3）开窗的设计：平均在男性窗的大小为6mm×12mm，女性为4mm×10mm。从甲状软骨切迹处到甲状软骨下缘量其垂直高度，高的中点相当于前联合处，在此点画一水平线，相当于声带的上表面，也为开窗的上界，前界应距甲状软骨中线5~7mm。

（4）开窗：年轻或女性患者可用锐利刀片开窗，注意深度不要切透内软骨膜。成年人或男性患者甲状软骨有钙化者，用细电钻开窗，最好先切透甲状软骨全厚的80%~90%，剩余部分用小骨凿或小剥离器分离。术中不要损伤内软骨膜，以免引起出血和声带水肿。术中若有出血，可用浸有肾上腺素的棉球放在出血处止血，也可局部用凝血酶粉、止血胶原或纤维蛋白胶等止血。开窗完成后，向内按压窗内软骨，使窗内软骨的外侧表面能达到或超过甲状软骨的内侧面为宜。若阻力较大，可用小剥离器沿开窗内缘游离甲状软骨内软骨膜2~3mm。

（5）确定窗内移的最佳位置和深度：去掉垫肩，使患者处于易发声的位置。在患者发声时以不同的压力向内压窗内软骨的不同部位，以确定最佳发声时窗内软骨的位置。此时经鼻前孔插入纤维喉镜，以观察喉内的情况。最佳内移位置不一定与甲状软骨平行，有的前部内移深，有的后部内移深，根据内移情况而制作硅胶片植入物。

（6）窗的固定：用硅胶块或软骨块制成置入物，嵌于窗内以使术侧声带内移。硅胶块具有材料易获得、制作方便的优点，故较多采用。硅胶块的形状可制成两种，一种为硅胶楔子，另一种为硅胶塞子，前者容易移位，后者较为稳固。用4-0尼龙线做褥式缝合固定。

（7）关闭切口：在发声获满意效果之后，逐层缝合切口，切口内可用抗生素，不置引流，轻度加压包扎。

6.术后处理

（1）禁声2~3周，因术后2~3周可有声带肿胀。

（2）使用抗生素1周，以预防感染。

7.并发症

一般不会发生呼吸困难、喘鸣、感染等并发症。开窗内移入物不牢可发生移位或脱出，可以发生局部血肿。

据临床观察，多数术后发声良好。有的患者术后数月可能发声效果又欠佳，这与以下因素有关：①术中引起的声带水肿逐渐消失；②靠近甲状软骨内软骨膜处的瘢痕收缩；③窗内软骨压迫使内软骨膜内的软组织萎缩；④甲杓肌去神经后的进行性萎缩；⑤窗内置入的硅胶块或软骨块移位。为防止术后发声渐欠佳，术中应使术侧声带尽量内移，术中发声虽可粗糙或压抑，但术后一段时间可以改善。

（五）杓状软骨内收术

杓状软骨内收术首由Isshiki等（1978）报道治疗5例单侧声带麻痹患者，其中2例曾行Ⅰ型甲状软骨成形术后仍有声嘶。术后5例患者发声恢复正常。该术式具有手术在局麻下进行，手术简单、安全，可根据发声情况调节声带内收的程度等特点，尤其适合声门裂宽或杓状软骨两侧不对称的病例。但①在确定肌突的位置时可能有困难，手术时间也较长，但若熟练掌握后则不困难；②弓形声带者术后效果不好，可配合使用Ⅰ型甲状软骨成形术。

1.适应证

（1）单侧性喉返神经麻痹，发声时为呼吸声，尤其声门裂太大或声带固定于外展位者。

（2）X线片显示，麻痹侧声带位置高于健侧时应行此术，而不是Ⅰ型甲状软骨成形术。

2.麻醉

局部麻醉。

3.手术步骤

（1）体位及皮肤切口：平卧位，头偏向对侧，颈伸直。在相当于声带平面做水平切口，比甲状软骨成形术切口更向后切开1～2cm，切开皮肤、皮下组织及颈阔肌。

（2）暴露甲状软骨翼：为了暴露甲状软骨翼后缘，多切断大部胸骨舌骨肌。以小拉钩将甲状软骨后缘拉向前，在近甲状软骨后缘处切断咽下缩肌，切至软骨膜，沿此切口分离咽下缩肌至甲状软骨后缘。

（3）分离环甲关节：在甲状软骨后缘处锐性分离内软骨膜，向下分开环甲关节，若环甲关节过低，为避免过多损伤，可切断甲状软骨下角。有的男性患者甲状软骨翼横径过宽，可纵向切除1cm甲状软骨后缘。切断甲状软骨上角，以利喉向对侧扭转。以剪刀剪开环甲关节，环甲关节面是辨别环杓关节的重要标志。

（4）找到杓状软骨肌突：拉起甲状软骨后缘，确定肌突的位置。因肌突位置较隐蔽，确定方法有四种：

①肌突与声带在同一平面，声带在甲状软骨翼上的投影点向后延伸即为杓状软骨肌突。

②肌突距环甲关节上缘不足1cm。

③肌突位于环状软骨上缘，在分离肌突时应触探深部有软骨，否则可能进入了气道。

④术者以示指尖触摸，可触到大米粒大小突起物，向该突起处分离可达杓状软骨。梨状窝黏膜低于肌突，向上分离梨状窝黏膜使与环杓后肌分开，自环甲关节起向上探查肌突。

（5）打开环杓关节：以小弯剪刀，剪开环杓关节，再切断部分环杓后肌。用4-0或3-0尼龙线从上穿入经关节面穿出，包括适量的肌肉和软骨，以使缝线能承受长期的张力。若第1针不够牢固时可在同一部位再缝第2针，缝第2针时向外牵拉第1针缝线使第2针更深，穿过的组织更多一些。然后去掉第1针缝线，结扎第2针缝线。

（6）缝线穿过甲状软骨：将缚在肌突上的缝线穿过甲状软骨固定，须在甲状软骨上穿两个孔。孔的位置应分别在低于声带平面 1~2mm 处的甲状软骨翼的前中 1/3 处及中部。女性患者可用钝弯针经掀起的甲状软骨翼内侧向外侧穿刺。男性患者因甲状软骨有钙化，常需用细电钻在甲状软骨翼上钻孔，经钻孔从甲状软骨翼外侧向内侧穿入一带芯弯针，抽出针芯后将缚于肌突上的缝线经针孔引出于甲状软骨翼的外侧。

（7）调整声带内收位置后结扎缝线：甲状软骨复位。用 1% 丁卡因麻醉鼻和咽喉黏膜后，经鼻插入纤维喉镜观察声带的位置。通常从以下四个方面调整观察声带的位置：

①牵拉缝于肌突的缝线。

②向中线内压甲状软骨翼。

③环甲软骨靠近。

④向背侧压迫甲状软骨中部使声带前后位松弛。

在进行这些操作时应将肩下枕去掉，使患者处于容易发声的位置。通常在牵拉缝线向上（腹侧）时，发声即有改善，若患者对牵拉缝线至适当张力时发声最为满意。并且在纤维喉镜下观察声门无裂隙时即可结扎缝线，缝线不宜太紧，以免杓状软骨被拉向前方，使嗓音更坏。

（8）逐层缝合切口，放置引流，轻度加压包扎。

4.术后处理

（1）术后使用抗生素 7 日。手术的当天可静脉使用激素，以减轻术后肿胀。

（2）术后禁声 1 周，以使声带完全休息。

（3）术后 1 周左右杓区黏膜常充血肿胀，但不会引起呼吸困难或喘鸣，有的患者诉有呼吸不畅，可适当给予镇静剂。

随着炎症的消退，发声会发生变化。如果在术后 7 日炎性肿胀处于最高峰期时发声正常，则在术后 3~12 个月内发声会略差。而此时发声低沉、沙哑，则以后发声会变好。若有声带萎缩且继续发展，则术后发声会逐渐变差。

术后发声仍不满意的原因及处理：

（1）声带内收不足：常见的原因有：

①声带内收不足致声门关闭不全。

②声带萎缩或声带缘呈弓形而致声门关闭不全。

③单侧或双侧声带张力不当。

④声带术前或术后水肿。

⑤其他病变如瘢痕、曾行特氟隆注射、沟形声带或肿瘤。伴有呼吸声的发声不良者，最大声时缩短常提示有声门关闭不全。

应行电视纤维喉镜检查。若将穿于肌突的缝线用力牵拉仍不能改进发声者可采取以下措施，即环甲软骨靠近术、环杓关节进一步移位和配合使用 I 型甲状软骨成形术。

（2）声带过度内收：亦使术后发声不良及发声困难。常见的原因有：

①声带突超越中线，声带缘呈弓形。

②整个声带缘都超过中线。

③声带突位于对侧声带突下方并相接触。

④对侧声带过度内收代偿。

声带过度内收致声门关闭太紧，发声时声音粗糙、沙哑、费力或阵挛性发声困难。在纤维喉镜下看不到声门裂隙。可将缚于肌突上的缝线放松。应在电视纤维喉镜下一点一点地放松，放松缝线至声门能完全关闭，发声时轻度沙哑为宜，待术后水肿消退后发声可进一步改善。对侧声带的过度代偿常表现为对侧声带、室带肿胀，因此仅靠调整术侧声带的位置不能改善发声。在行麻痹侧声带内收术后，对侧的代偿性肿胀可逐渐消退。若对侧室带代偿性肥厚肿胀不能消退，以后可用激光将室带缘部切除（气化）。

二、神经肌蒂手术

在神经肌蒂移植治疗双侧声带外展麻痹获得成功之后，Tucker（1977）又将这一技术用于治疗单侧声带内收麻痹，术后患侧声带恢复内收运动。一些学者用此技术治疗单侧声带内收障碍，虽然术后声带内收运动并不明显，但是患者的声音确有改善。有人认为声音的改善不是喉内肌得到神经肌蒂的神经再支配的结果，而是手术的损伤、重力、声带位置改变等所致。

（一）适应证

（1）单侧声带麻痹、声带不能内收而使发音困难者。

（2）单侧声带不能内收致发声障碍要求改善发声功能者。

（二）禁忌证

（1）杓状软骨固定者。

（2）舌下神经袢原有损伤者。

（三）术前准备

行直达喉镜检查，探试杓状软骨的活动度。只有杓状软骨活动正常者才可行此手术。

（四）麻醉

全身麻醉。

（五）手术步骤

1.体位及切口

平卧位，头偏向对侧，颈部皮肤常规消毒后以无菌巾包头，铺巾。

2.制备神经肌蒂

游离胸锁乳突肌前缘并牵向后，找到舌下神经袢至肩胛舌骨肌前腹的分支。沿该神经分支向下分离至神经实际进入肌肉处，切取2~3mm大小肌块，连同神经置于周围组织间隙中备用。

3.暴露甲杓肌

牵开术侧颈前带状肌，暴露出甲状软骨翼板。在其下半部做切口，切开软骨膜。切除方形甲状软骨一块，露出软骨下的甲杓肌的外侧肌纤维。

4.将神经肌蒂移植于甲杓肌

将已制备好的神经肌蒂置于甲杓肌表面，用5-0尼龙线将肌蒂与甲杓肌缝合2针固定。注意肌蒂中的神经应无张力。

5.关闭软骨膜瓣，喉复位。

逐层缝合，关闭切口。切口内置引流条。对单侧环甲肌瘫痪而声音嘶哑者，卜国铉（1962）曾用甲状舌骨肌缝在环甲肌和环状软骨膜上，以缩短环状软骨与甲状软骨间的距离，改善患侧声带张力，术后患者经长期随访，发声功能恢复正常。

Isshiki等（1977）曾为1例单侧声带麻痹患者行环甲肌缝于杓状软骨肌突的手术。方法是在环甲肌止于甲状软骨下缘处切制肌肉软骨瓣，用丝线穿过该肌肉软骨瓣缝向杓状软骨肌突处，收紧缝线，并结扎。术后患者虽没有明显声带的内收，但是发声有明显改善。

第三节　喉麻痹慢性误吸手术

正常人的喉具有呼吸、吞咽保护和发声三大功能。由多种原因引起的喉麻痹时，吞咽保护功能发生障碍，引起误吸，即分泌物、唾液、食物、液体或血液通过喉部进入下呼吸道，进而引起肺炎、气道堵塞，甚可危及生命。

引起误吸的原因很多，临床上以控制吞咽反射的神经性障碍最为多见。

喉麻痹患者常有经口进食时伴有呛咳。在已行气管切开的患者，常经气管切开处咳出的分泌物中含有食物。

对喉麻痹的患者，应做全面的头颈部和神经系统检查，尤其对上气道、消化道的功能重点检查。应用间接喉镜、直达喉镜检查下咽部、喉部及声带的活动度。近年来有人用可弯曲的纤维电视喉镜系统检查分析吞咽异常。X线检查有助于辨别误吸的程度和类型。胸部X线检查可确定有无误吸所致的肺炎、肺不张。吞钡X线检查是最有价值的诊断和随访误吸患者的方法，吞钡检查可观察吞咽的全过程，尤其是观察口腔期和咽期。

患者取立位，嘱其咽下钡剂，在电视屏幕上观察不同浓度的钡剂进入喉及气管的情况。行此检查时耳鼻喉科医师应在场，有助于制定治疗方案。

根据程度的不同，误吸可分为四度

Ⅰ度：偶有误吸，没有并发症。

Ⅱ度：对液体有误吸，但对自己的分泌物或进食时能控制，临床上没有肺部炎症和慢性缺氧的症状。

Ⅲ度：经口进食流质或固体均有误吸，间歇性患肺炎或低氧血症。

Ⅳ度：对液体、固体食物或口腔分泌物有严重危及生命的误吸，长期肺炎或低氧血症。

误吸是一种危及生命的严重症状，应给予积极恰当的处理。治疗误吸应遵循以下原则：①止住误吸；②恢复正常吞咽；③保留发声功能；④破坏性要尽量小；⑤具有可恢复性。首先要给予药物治疗，包括大剂量抗生素控制肺部感染，改善心肺功能等。要针对病因治疗，若误吸是由可纠正的原因（如下咽病变、食管憩室等）引起时，应予手术治疗。根据误吸的程度可采取保守治疗或手术治疗。对Ⅰ、Ⅱ度误吸应选用保守治疗，方法包括：①经鼻饲管进食；②抬高头位，卧位时头位抬高15～20cm；③吞咽训练治疗。对Ⅲ、Ⅳ度误吸患者应采取手术治疗，包括气管切开术、颈食管造口术、胃造口术、空肠造口术、环咽肌切断术、憩室切除术等。对于可恢复性神经性病变引起的误吸可采用以下术式：声带内注射明胶海绵合关闭声门、会厌下缝合关闭声门、声带缝合术或气管断开术。对不能恢复的神经性病变可行喉切除术。

误吸手术的总体适应证如下：

（1）神经性或恶性肿瘤引起的慢性消耗性疾病。

（2）反复的肺部感染，肺功能进行性恶化者。

（3）期望生存期较长者。

（4）经保守治疗或气管切开但不能缓解误吸症状者。

一、声带内注射明胶海绵关闭声门

本手术的优点是：①内镜下操作，短时间即可完成；②为可复性手术，短期内可恢复原状。

（一）适应证

有严重短时间误吸而不适合行气管开术和使用鼻饲管时。

（二）禁忌证

长期误吸，短期内不可能恢复正常者。

（三）术前准备

（1）吞钡X线检查。

（2）肺功能检查。

（3）喉镜检查。

（4）准备以下手术用品。

①明胶海绵粉，使用时与生理盐水混合成浆状。

②Bruning喉注射器。

③支撑喉镜。

（四）手术步骤

（1）安放支撑喉镜：患者平卧于手术台上，头后仰。表面黏膜麻醉及静脉加用镇静剂后，经口放入支撑喉镜，暴露声门，固定喉镜。

（2）声带内注射明胶海绵浆：用生理盐水溶解明胶海绵粉使成浆状，吸到喉注射器内，注入声带靠近杓状软骨的外侧。双侧均注射，剂量以能使双侧声带在中线相接触为准。注意不要将明胶海绵注射到声门下，因可造成声门下区狭窄。

（3）撤出支撑喉镜。

（五）术后处理

（1）术后使用抗生素5~7日，以预防感染。

（2）明胶海绵可在术后2~3周吸收。应积极治疗引起短期误吸的原因，使能在明胶海绵吸收前恢复正常的吞咽保护功能。

（六）并发症

（1）注射明胶海绵时部位不准确或剂量不足，误吸仍不能纠正。

（2）注射时损伤环杓关节间隙，可造成环杓关节强直。

二、气管切开插入带气囊的气管套管

气管切开后插入带气囊的气管套管，然后将气囊充气，以阻挡下咽、喉部分泌物、食物进入下呼吸道，是治疗误吸的传统方法，手术方法简单，临床上较多使用。但是一些临床观察和实验研究显示这种方法并不能完全防止误吸，其原因可能为充气的气囊阻塞了食管或吞咽时喉的上移，此外也可能伴有神经生理学方面的改变。因此用气管切开，戴有气囊的气管套管的方法治疗误吸是不完善的，可用于那些轻微误吸或短期内能恢复正常吞咽保护功能者，而对于严重误吸或需长期防止误吸的患者，以采用其他更为有效的方法为宜。

三、会厌下缝法

会厌下缝法由Habal等人（1972）首先报道，用于治疗可引起肺炎的慢性误吸。该术可避免喉内损伤并且待病因去除后可以重新开放声门。缺点是开放声门时在分离会厌尖部时易造成局部黏膜损伤而形成喉后部的瘘口。

（一）适应证

（1）各种原因引起的慢性误吸。

（2）因误吸而致反复肺部感染，肺功能异常。

（3）经气管切开术后仍不能纠正误吸者。

（二）术前准备

（1）吞钡X线检查。

（2）神经学方面检查，以评估其误吸的预后。

（3）内镜检查，包括喉镜和食管镜，检查杓状软骨的活动度。

（三）麻醉

全身麻醉。

（四）手术步骤

（1）气管切开及造口术：先在局部麻醉下行气管切开术，切开气管第3～5环，用7-0丝线将气管切开时两侧垂直皮肤切开处各与同侧气管切开处缝合一针，使颈部皮肤与气管内黏膜对位。插入气管内麻醉用插管，开始全身麻醉。

（2）体位及切口：平卧位，肩下垫枕，头向后仰，头位保持正中。于舌骨水平做横切口，两侧达舌骨大角处。切开皮肤、皮下组织及颈阔肌。

（3）从舌骨上方进入咽腔：分离舌骨体前方组织，沿舌骨切开骨膜，将舌骨上肌肉在舌骨上方分离，以拉钩将舌骨向下方牵拉，于舌骨正中稍偏一侧会厌谷处切开下咽黏膜，进入咽腔。

（4）封闭喉口：扩大牵开咽部切口，将会厌尖经切口向外下牵拉，此时可见喉内结构。沿会厌缘切除一条宽5～6mm黏膜，前到会厌尖，向下牵拉，暴露会厌谷，沿会厌谷底做横切口，切透会厌软骨膜，将会厌软骨水平切断，如此可破坏会厌软骨的弹性使之覆盖于喉入口处而无张力。用3-0细丝线将双侧室带去黏膜处对位间断缝合。会厌黏膜断缘与会厌皱襞及杓间区对位间断缝合。会厌谷的切开处有降低张力的作用，故不予缝合。

为使患者不丧失发声功能，Biller等（1983）在为全舌切除术后患者行会厌下拉封闭声门时，会厌尖部黏膜不予切开，使在声门后部形成一小裂孔而发音，如此既防止了误吸又保存了发声功能。

（5）关闭切口：将切断的舌骨上肌肉与舌骨骨膜缝合，对位间断缝合皮下组织，内置引流，缝合皮肤切口。换下麻醉插管，插入气管带气囊的气管套管。

（五）术后处理

（1）鼻饲流质，直至伤口愈合。

（2）术后10日内嘱患者不要做吞咽动作。

（3）用带气囊的气管套管经气管切开处呼吸。

（4）术前或术后使用抗生素。

（六）并发症

（1）术后误吸不能纠正：术中缝合不良，或条形黏膜去除不当或术后早期即有吞咽动作，均可造成术后喉口封闭不严密而仍有误吸。

（2）引起误吸原因去除后，会厌复位时可因瘢痕黏连而使喉结构改变，出现声嘶或喉狭窄。因此在行会厌复位术时术中应将分离会厌后的杓间区、杓状会厌襞、室带等处创面两侧黏膜对位缝合，消灭创面。

四、声门区缝合术

声门区缝合术由 Montgmery（1975）首先用于治疗严重误吸。但是该术式操作难度大，并且该术式须切除声带黏膜，待误吸原因解除后再行声门开放，再建融合的声带很困难，难以恢复满意发声。因此，应首先考虑使用声门上封闭或气管断开的方法纠正误吸。

（一）适应证

（1）各种原因引起的慢性误吸，这些原因有可能解除者。

（2）最适用于儿童患者。

（二）禁忌证

喉结构已有异常者。

（三）术前准备

（1）X线吞钡检查。

（2）肺功能检查。

（3）喉镜检查。

（四）手术步骤

（1）气管切开：患者平卧，垫肩，头后仰。局麻下气管切开，插入气囊套管，接呼吸机辅助呼吸。

（2）切口：颈部重新消毒铺巾。取平甲状软骨中部横切口，切开皮下各层，暴露舌骨—甲状软骨底面。

（3）甲状软骨裂开、暴露喉腔：沿甲状软骨前方正中分离，将胸骨舌骨肌牵向外侧，暴露出甲状软骨和环甲膜，环甲膜处的血管妥善结扎。沿甲状软骨正中切开软骨膜，并在环甲膜处做一小横切口，进入声门下腔。经环甲膜小口看清前联合的位置，沿前联合正中切开喉内黏膜。

（4）切除声、室带黏膜，关闭声门：用小拉钩向两侧牵开甲状软骨翼，暴露双侧声带和室带。以眼科小剪刀环形剪除声带和室带的黏膜。将声带的前端与同侧甲状软骨翼缝合固定，以防止声带缩短。经甲状软骨翼做对侧去黏膜后的声带预置横褥式缝线，双侧均预置缝线。将双侧声带黏膜对位间断缝合。去掉小拉钩使双侧甲状软骨翼对位，收紧预置的褥式缝线并结扎之。

（5）关闭切口：对位缝合甲状软骨膜、胸骨甲状肌，逐层缝合皮下组织及颈阔肌，缝合皮肤切口。

（五）术后处理

（1）气管切开护理。

（2）用带气囊的气管套管，以避免声门下压力过高。

（3）术后使用抗生素7～10日。

（4）鼻饲流质饮食，直至伤口愈合。

五、气管断开喉端气管转向术

本手术不损伤喉内结构，手术操作简单。

（一）适应证

（1）长期误吸，但是病因有可能去除而恢复正常吞咽保护功能者。

（2）适用于成年患者。

（二）禁忌证

（1）颈段气管已有病变者。

（2）已行气管切开者为相对禁忌证。

（3）小儿患者可能增加以后处理的复杂性，故一般不行此术。

（三）术前准备

颈段气管X线检查或气管镜检查，无异常时可行此术。

（四）麻醉

经口腔气管内插管后全身麻醉。

（五）手术步骤

1.喉端气管封闭法

（1）体位：患者取平卧位，肩下垫枕，头后仰，颈部伸直。

（2）切口：颈部皮肤常规消毒后，铺无菌巾。平第2气管环做皮肤水平切口，两侧达胸锁乳突肌前缘，切开皮肤、皮下组织及颈阔肌。将切口上方皮瓣向上分离至甲状软骨平面，牵拉固定于上方无菌巾缘，切口下方皮瓣向下分离至第6～7气管环平面，牵拉固定于下方无菌巾缘。

（3）游离及切开气管：分离气管前壁前方的结缔组织，分离甲状腺峡部，钳夹切断，断缘以细丝线缝合结扎。使气管壁与周围组织分离。从气管食管沟内找到喉返神经，予以保护。在第2、3气管环之间切开气管。除去原气管内插管，经气管切开处重新插入气管内麻醉用插管。

（4）喉端气管封闭：将与喉相连的第二气管环于正中垂直切开，以便于封闭喉端气管断端，并于第2、3气管环之间横行切开，用3-0线缝合喉端气管断端。再与胸骨舌骨肌加固缝合处。

（5）气管造口：远端气管与颈前皮肤间断缝合，气管内插管在造口时可间断取出.缝合完毕后待自主呼吸恢复后可除去气管内插管。

（6）关闭切口：切口内放置引流，逐层缝合，关闭切口。

2.喉端气管缝于皮肤法

为了防止封闭喉端气管后喉内有分泌物或食物潴留，亦可将喉端气管缝于颈部皮肤上。为便于喉端气管缝于皮肤，横断气管的位置以稍低为宜（4~5气管环）。但是颈部原已有高位气管切开者不宜行此术。

3.喉端气管与食管端侧吻合法

Lindeman等（1975）首先使用该术式治疗严重误吸患者，取得良好效果。术中将喉端气管与其后方的食管前壁行端侧吻合术。这样既纠正了误吸，又能将喉内的分泌物排入食管，使喉内引流通畅，待误吸原因纠正后仍可行气管断端吻合，恢复喉的功能。原已有高位气管切开者或颈段气管已有损伤者不宜行此手术。

（六）术后处理

（1）全身使用抗生素7~10日。

（2）气管切开护理。

六、喉切除术

因误吸而行的喉切除术又称小范围喉切除术。手术中仅将甲状软骨、环状软骨和其内的组织切除，保留带状肌、舌骨和尽量保留下咽部黏膜。其优点是①为永久性气管造口，有利于保持气道通畅；②口腔结构与气道分离，因此消除了误吸；③手术效果肯定，并发症少。

（一）适应证

（1）进行性不能恢复的误吸。

（2）不适合长期鼻饲和气管切开且期望寿命较长者。

（二）禁忌证

不期望寿命长者可用鼻饲管进食或行气管切开术代替之。

（三）麻醉

全身麻醉。

（四）手术步骤

（1）气管切开：患者取平卧位，肩下垫枕，头后仰，颈部伸直。局麻下行气管切开术。颈部正中垂直切口，切开气管第4、5环，插入麻醉用插管，固定插管，缝合切口，开始全身麻醉。也可经口腔行气管内插管，而不行气管切开术。

（2）切口：颈部皮肤重新消毒，铺无菌巾，上自舌骨上缘，向下达胸骨上切迹或气管切开时的切口垂直切开，切开皮肤、皮下组织及颈阔肌，将皮瓣向两侧分离并牵开。

（3）暴露甲状软骨、环状软骨及甲状腺峡：沿切口向两侧分离软组织及胸骨舌骨肌，用拉钩牵向两侧，暴露甲状软骨、环状软骨及甲状腺峡。分离甲状腺峡，用止血钳夹持切断，用肠线缝合结扎后除去止血钳。

（4）切断附着于甲状软骨的肌肉：先分离一侧甲状舌骨肌，用拉钩牵向两侧。而后分离胸骨甲状肌，用两个止血钳于其上端夹持切断，用丝线结扎肌肉断端，同法切断对侧肌肉。

（5）切断咽下缩肌及甲状软骨上角：牵拉甲状软骨向对侧，暴露咽下缩肌，沿甲状软骨后缘切断咽下缩肌，并剪断甲状软骨上角。用大剥离器将咽下缩肌自甲状软骨上剥下并翻转向甲状软骨内侧，使梨状窝黏膜与甲状软骨分离。同法切断对侧咽下缩肌及甲状软骨上角。

（6）切断气管：喉两侧组织完全分离后于环状软骨下缘切断气管，切口向后并斜向上。

（7）分离喉的后面：用鼠齿钳夹住环状软骨向上方提起，用剥离器自下而上紧贴喉的后面分离至杓状会厌襞处，使其与食管上端前壁分离。

（8）切下喉体：将喉体向上向外牵拉，暴露梨状窝黏膜并将之切开。经此切口暴露会厌，沿会厌谷将喉体锐性切除。尽量多保留下咽和食管的黏膜。

（9）封闭下咽部：用3-0细丝线间断内翻缝合下咽黏膜，加固缝合一层。再以两侧胸骨舌骨肌在中段处对位缝合，使其成为第二层封闭下咽黏膜。

（10）气管造口及缝合皮肤：在皮瓣靠近气管断端处弧形切除一块，使皮肤与气管断端对位整齐，用4号丝线将颈部皮肤与气管断端间断缝合。逐层缝合皮肤切口。

（五）术后处理

（1）术后最初数日应继续积极治疗肺功能不良。

（2）应注意患者因喉功能丧失所引起的情绪异常，做好思想工作并配合心理治疗。

第十章　等离子射频手术在咽部疾病治疗中的应用

第一节　儿童等离子射频扁桃体部分切除术

儿童阻塞性睡眠呼吸暂停低通气综合征的病因很多，扁桃体和腺样体肥大是最常见的导致阻塞的病变，因而扁桃体切除术是治疗该类疾病的常用手术方法。扁桃体切除术的诸多方法虽然均可取得相应的治疗效果，但由于患病儿童年龄较小，有些患儿很少发生扁桃体炎，而扁桃体在儿童发育过程中又有其特殊的生理功能，如何以最小的创伤达到最佳的治疗效果，应是临床医生探索的主要问题。扁桃体是全身淋巴系统的一部分，是接触和防御细菌和其他外来致病因子的第一道防线，对人体具有防御保护功能。扁桃体是生成淋巴细胞的重要场所之一，能产生各种免疫球蛋白，包括 IgG、IgA、IgM、IgD 和 IgE，其中分泌型 IgA 是抵抗呼吸道黏膜局部感染的重要因素。对于反复感染形成慢性炎症的扁桃体，已成为病灶时，若保留则弊大于利，行扁桃体全切除无可非议。而对于无反复炎症表现仅因增生肥大致妨碍呼吸的扁桃体，若行全部切除，则会导致其生理功能丧失而感惋惜。因而从既保留扁桃体生理功能又解除呼吸阻塞的角度考虑，扁桃体部分切除术术式便应运而生。实际上扁桃体部分切除术术式在多年前已经开始实施，文献报道多是应用激光行扁桃体部分切除，但这一手术方式给临床医生带来的疑虑是：部分切除术能否达到与全切除术相似的治疗效果？术后是否会影响免疫功能？是否会出现再次增生和炎症反应？这些疑虑已经被国外学者的研究所打消。有作者报道应用传统术式及 CO_2 激光行扁桃体部分切除的报道，认为术后疼痛轻，疗效与全切除术式接近。对于扁桃体部分切除术后远期是否会出现再次增生或发生炎症等问题的回答，有学者将全切除术和部分切除术后 10 年做对比研究，认为再次增生及产生炎症反应的概率很低。应用等离子射频技术实施儿童扁桃体部分切除仅于近几年见到少量报道，这一术式的产生是在多年来成功实施扁桃体全切除术术式的基础上，从既保留扁桃体生理功能又解除呼吸阻塞的角度考虑发展起来的，国外学者又称为"扁桃体囊内切除术"。由于扁桃体的血液供应多集中于扁桃体被膜外的周围隙中，应用等离子刀进行扁桃体全切除术时，若操作不慎则会误伤较大的血管而致出血，使该类手术的危险增加。而扁桃体部分切除术由于仅在扁桃体实质中进行切割操作，不进入扁桃体周围隙，因而误伤大血管的风险可以规避，同时，单纯增生肥大的扁桃体组织质地较软，容易切割且不易出血，因而使手术操作变得简单、安全。但这一术式与传统的扁桃体部分切除术术式一样存在着疗效、安全性、再次增生和炎症反应的问题。有作者对并发扁桃体肥大的 89 例 OSAHS 患儿行低温等离子射频扁桃体部分切除术，并测定术前和术后 1

周、1个月、3个月、6个月血清中IgG、IgM、IgA、C3、C4水平，以探讨儿童扁桃体部分切除术对免疫功能的影响。结果术后1周免疫球蛋白水平较术前无明显变化，术后1个月IgG、IgM、IgA、C3、C4水平术前略下降，但差异无统计学意义，术后3~6个月免疫球蛋白水平恢复至正常，认为扁桃体部分切除对患儿机体的免疫力和局部的免疫水平并无影响。另有研究将并发扁桃体肥大的160例OSAHS患儿随机分为2组：实验组行腺样体切除联合扁桃体部分切除术，对照组行扁桃体全切术。对术前术后的睡眠监测结果、疼痛评分、术后并发症等进行比较。结果是两组术后1周和术后3个月的睡眠监测结果较术前均有明显改善，术后4天扁桃体部分切除者疼痛更轻，部分切除和全切除术术式患儿创面假膜脱落时间无明显差异，部分切除者术后无出血，短期内无再次增生等并发症发生。认为低温等离子射频扁桃体部分切除术具有出血少、术后睡眠呼吸阻塞症状改善明显、术区疼痛反应较轻、可保留原有扁桃体的生理功能等特点，适用于各年龄段扁桃体为增生肥大病变的OSAHS患儿。目前已有的研究还没有手术切除范围的统一标准，已有的经验总结认为切除至扁桃体残体游离缘平咽腭弓即可有效扩大口咽腔，达到治疗的目的，且随访中观察到经过数月后扁桃体残体要小于手术结束时的大小。分析原因可能为等离子效应有一定的作用半径，导致部分切割后遗留的扁桃体残缘组织受到等离子射频消融的影响，等离子体打断组织的分子键使部分组织解体，形成后遗的坏死、脱落、瘢痕挛缩，故而残体会进一步缩小。远期疗效如何未见报道，但至少从近期疗效及安全性上看，等离子射频扁桃体部分切除术是一种微创的治疗儿童OSAHS的术式。

一、手术适应证

（1）儿童患者，扁桃体肥大妨碍睡眠或吞咽。
（2）扁桃体无慢性炎症表现，仅以单纯肥大为主。
（3）Ⅲ°肥大或者接近Ⅲ°肥大的Ⅱ°肥大。

二、术前准备

（1）全身麻醉。
（2）5874号等离子射频刀。
（3）Davis开口器。

三、手术步骤

（1）经口气管插管全麻。
（2）患儿取仰卧头低位，术者位于患儿头上位置操作，Davis开口器暴露口咽部，显露需要切除的扁桃体。
（3）用5874号等离子射频刀完成手术，手术过程中切割的能量选择7~9挡，止血为3~5挡。

（4）手术术式有两种"整块切割法"和"蚕食切除法"。

①"整块切割法"术式：也即是通过采用将肥大的扁桃体部分组织做整块切除达到缩小扁桃体、扩大口咽腔的效果。先用Lucas钳或者扁桃体抓钳钳夹术侧扁桃体，并向中线方向牵拉，用等离子刀沿着预定的切割线自下而上开始切割，将欲切除的部分扁桃体组织整块切割下来，使残留的扁桃体组织达到Ⅰ°肥大。术中注意刀头轻触需要切割的扁桃体组织，而不必用力按压切割，缓慢操作，可以避免或者减少出血。此种术式较适合于较大儿童及扁桃体肥大明显者。

②"蚕食切除法"手术术式：也即是像"蚕食"一样用等离子刀将肥大的扁桃体部分组织消融切除至合适的大小。术中用等离子刀从扁桃体表面开始自下而上、自内向外、由浅入深逐层消融，将需要切除的扁桃体组织逐层消融打碎吸走，直至使残留的扁桃体组织达到Ⅰ°肥大。此种术式较适合于年龄较小的儿童且扁桃体肥大不显著者。

四、术中常见问题及处理

（1）扁桃体合并慢性炎症时，术中见炎性的扁桃体周围慢性充血，扁桃体组织质地较硬韧，这类患者不宜行扁桃体部分切除术，而需行全切除术，从而避免术后炎症复发。

（2）焦痂堵塞刀头：由于口咽腔操作空间较大，手术操作的视野相对较宽阔，为了防止焦痂堵塞刀头，可以尽量维持较大流量的生理盐水，另外刀头接强力吸引器也可避免刀头堵塞而形成焦痂。一旦焦痂堵塞刀头，可通过与刀头连接的吸引器管进行冲洗而排除刀头上的结痂。对于单纯扁桃体肥大且年龄较小的患儿，扁桃体的质地较软，无论采用何种切割方式，一般都不会堵塞刀头。

（3）术中出血：扁桃体部分切除术术中很少会伤及较大的血管，术中多数可以达到无血的状态，或者出血不多于2ml。术中注意刀头轻触需要切割的扁桃体组织，而不必用力按压切割，缓慢操作，可以避免出血。

（4）腭垂及软腭、舌根的副损伤：由于腭垂及软腭、舌根均在术野之中，术中操作不慎，会误伤腭垂及软腭、舌根，重者导致误伤局部组织的部分缺失，因而术中最好应用扁桃体拉钩或其他辅助器械将腭垂拉开或者保护以上结构，从而避免副损伤的发生。

（5）需要切除的扁桃体范围无统一标准：目前尚在探索之中，国外学者在扁桃体被膜内将扁桃体做大部分切除，扁桃体被膜及贴近被膜的少部分扁桃体组织加以保留，称之为"囊内切除法"。我们的经验是切除至扁桃体残体游离缘平咽腭弓，即剩余的扁桃体达到Ⅰ°肥大即可有效扩大口咽腔，达到治疗的目的。

五、该术式优点

（1）出血少，损伤小，患儿术后痛苦小，疼痛轻，可进软食。

（2）手术操作简单，并发症少。

（3）既解决了咽部的阻塞又保留了扁桃体的功能。

六、该术式缺点

（1）少部分患儿术后会有再次的增生肥大。

（2）如果留取的扁桃体残体较大，术后咽部阻塞的症状改善可能不理想。

（3）远期是否会出现残体的炎症反应尚无发现，但未发现有扁桃体残体囊肿发生。

七、术后处理

术后处理主要注意饮食，与常规扁桃体切除术相同，但术区的白膜较常规扁桃体切除术增厚，白膜一般于术后2~3周脱落。愈合后可见扁桃体表面有轻度的瘢痕增生，陷窝口显示不清。

八、术后并发症

（1）出血术后原发性和继发性出血非常少见，少许出血可以观察，出血量若较多，则需再次应用等离子刀或者双极电凝止血治疗。

（2）感染患儿若因疼痛不进食，或者饮水少，不能坚持漱口，可以导致术区白膜明显增厚、变黄，甚至污秽，故术后需鼓励患儿多饮水，勤漱口，适量应用抗炎药物治疗。

第二节　等离子射频扁桃体切除术

扁桃体位于呼吸道和消化道的起始部，分为内侧面和外侧面，外侧面较大，为一结缔组织包膜所包绕，此包膜与咽上缩肌相邻，且附着不紧密，形成一潜在腔隙，称为扁桃体周围隙。扁桃体表面被覆复层鳞状上皮，具有保护功能，形成机体的天然免疫屏障。其表面有8~20个隐窝，隐窝总面积约为扁桃体口咽部暴露面积的6~8倍，使之能与外界环境中的抗原和微生物广泛接触。上皮下为淋巴组织，隐窝深入扁桃体淋巴组织内，且有分支，其末端与上皮下组织之间的通道–上皮内通道相连通，抗原物质可以进入通道内。隐窝上皮由扁平、多角形、有微嵴的细胞组成，上皮内可见中性粒细胞、淋巴细胞、浆细胞和巨噬细胞等。隐窝内上皮细胞下可见淋巴细胞、浆细胞和巨噬细胞，这些细胞也可突入上皮层。隐窝上皮细胞间有小孔，称为微隐窝，直径约1~50μm，形成隧道样通路，表面被覆着鳞状上皮，并有淋巴细胞浸润。这些微隐窝有的开口于隐窝内的上皮细胞连接之间，有的开口于隐窝内具有微嵴的上皮细胞和"楔形"上皮细胞之间，"楔形"上皮细胞含有分泌颗粒和吞饮小泡，是上皮细胞中主要摄取外来抗原和微生物的细胞。反复感染的扁桃体其"楔形"上皮细胞广泛破坏，从而影响扁桃体的免疫功能。M细胞位于隐窝上皮表面，其胞质充满囊泡。M细胞是指具有微折叠、微绒毛和薄膜细胞的总称。M细胞可识别抗原，并将抗原信息传递给淋巴细胞，其功能相似于巨噬细胞。M细胞的胞质内有丰富的管状囊泡系统，正常情况下形成扁桃体的上皮防线，反复感染的扁桃体网状上皮出现鳞状化生，M细胞数目减少，胞质内管状囊泡系统缺失，导致识别和捕捉抗原和微生物的能力降低，上皮下产生免疫球蛋白的浆细胞数目也减少，并使隐窝与淋巴细胞间的免疫学联系发生改变，导致扁桃体局部抵抗微生物和抗原侵袭的能力下降，细菌、病毒可顺利通过化生的网状上皮向上皮下淋巴组织侵袭，从而发生感染。感染又加重了上皮的化生，如此形成恶性循环，只有切除扁桃体才能阻断此循环。在儿童期，扁桃体是个活跃的免疫器官，它具有各个发展阶段的淋巴细胞，包括B细胞、T细胞、浆细胞、吞噬细胞等，故具有主要的体液免疫作用，产生各种免疫球蛋白（IgG、IgA、IgD、IgM、IgE），也具有一定的细胞免疫作用。青春期后，这些活动有减退倾向，组织本身也逐渐缩小。一般认为，在年长儿童和成人，扁桃体的免疫功能逐渐被其他免疫器官所代替。由于扁桃体位于呼吸道和消化道的门户，易接触大量微生物，当它成为反复发作的感染灶；或过度肥大影响了吞咽或语言功能；或者由于免疫反应过于强烈，导致变态反应时害处大于益处，应需考虑切除扁桃体。但是，确切地说，到什么年龄扁桃体的功能才不重要，尚无统一意见。有研究报道，长期跟踪比较扁桃体切除术和未手术的儿童的免疫系统，患儿的细胞和体液免疫能力与非扁桃体切除术的儿童相似，显示扁桃体切除术在儿童期不会抑制免疫系统的发育。也有报道指出成年人做扁桃体切除术会导致 γ-球蛋白水平下降。总之，应严格掌握扁桃体切除术的适应证。有些研究还发现，反复发生扁桃体炎的患儿可能有免疫缺陷，如做扁桃体切除术将会进一步损害免疫功能，加重感染的次数和程度。另外，扁桃体炎也与全身疾病关系密切。现代免疫学证实，扁桃体作为重要的淋巴器官，不仅能产生各种重要的免疫球蛋白，还是合成和分泌许多细胞因子的重要场所。免疫球蛋白和各种细胞因子对机体的免疫应答和病理反应均有重要的调节作用，因而扁桃体本身的炎性反应除引起局部并发症外，尚可引起全身系统许多疾患，如风湿热、急性关节炎、心肌炎、肾炎等，这些并发症是机体对链球菌所产生的Ⅲ型变态反应。此外，扁桃体病灶还与其他全身性疾病，如：肾、皮肤、骨关节等相关联。临床上常见的皮肤疾患，如掌足脓疱病，此病是以手掌和足底表皮内形成无菌脓疱为特征的慢性复发性皮肤病，发病机制不清楚，扁桃体病灶可能与此有关。扁桃体慢性感染还是银屑病的激发因素，54%的银屑病患者在扁桃体发炎后加重，行扁桃体切除后银屑病好转或治愈。骨关节疾患如胸、肋、锁骨肥厚症，慢性关节风湿症，而肾脏疾患多为IgA肾病，有时以上三者合并存在，此时称为"扁桃体病灶性皮肤、关节、肾综合征"，在行扁桃体切除术后以上疾病治疗更为有效，因此，扁桃体切除的适应证已并非仅限于扁桃体本身病变，也为控制上述诸病的病情发展或减少急性发作的机会，将扁桃体作为上述诸病的诱发或加重因素而切除。扁桃体的血供丰富，动脉血主要来自颈外动脉的分支（5支）：

（1）腭降动脉：为上颌动脉的分支，分布于扁桃体上端及软腭。

（2）腭升动脉，为面动脉的分支。

（3）面动脉扁桃体支。

（4）咽升动脉扁桃体支，来自颈外动脉。

以上4支均分布于扁桃体及舌腭弓和咽腭弓。

（5）舌背动脉的扁桃体支，分布于扁桃体下端。

另外，颈外动脉偶以分支直接供应扁桃体。扁桃体静脉血先流入扁桃体包膜外的扁桃体周围静脉丛，经咽静脉丛汇入颈内静脉。扁桃体的静脉血尚可流入翼丛，间接与海绵窦相通。

扁桃体的手术方式包括两大类，一类是冷器械手术，包括传统的扁桃体剥离术和挤切术，另一类是热器械手术，包括应用激光、高频电刀、等离子射频、超声刀等的手术。传统手术，尤其是扁桃体剥离术对组织损伤大，术中易出血，对于反复炎症黏连较重者解剖层次不清，易损伤咽缩肌及深部血管，扁桃体过大者容易遗留下极残体。为减少术中出血，减轻损伤，一系列用于减少术中出血的热器械不断应用于扁桃体的手术治疗中，低温等离子射频手术就是近年来在国内外应用较多的术式，有作者将等离子射频扁桃体切除术和传统的扁桃体剥离术做对比研究，评估两种手术方式在手术时间、术中出血量、术后疼痛、切口反应、修复时间和并发症情况等指标的差异。认为低温等离子刀应用于扁桃体切除术，使用的是切割方式而不是钝性剥离，同时可以边切割、边止血，特别对于炎症重、扁桃体被膜与周围组织黏连明显的病例，不需花过多的时间分解黏连、压迫止血，故能明显缩短手术时间，减少术中出血量。扁桃体切除术后伤口疼痛常为神经末梢受刺激、炎症以及扁桃体下方肌肉纤维的牵拉和损伤引起，等离子术中操作轻柔，牵拉挤压少，低温操作对周边组织热损伤范围是 $1.29 \sim 1.59mm^2$，损伤范围小，能减少对咽缩肌的反复挤压，对肌肉纤维损伤较小，对环绕扁桃体床的神经末梢如迷走神经、舌咽神经刺激较小，因此术后疼痛轻，伤口反应轻，咽部水肿不明显。在术后出血、感染情况上无明显差异，但等离子手术术后白膜形成较厚，原因可能是等离子通过内生热效应造成组织一定的热损伤而导致胶原变性，形成扁桃体窝处的保护膜，减少刺激和疼痛，但这层隔离膜可阻碍组织损伤后纤维组织的生成及炎性细胞因子的保护作用，故白膜脱落时间较传统术式长、恢复慢。等离子射频扁桃体切除术按照被切除的扁桃体的范围分为全切除术和部分切除术，这里介绍的是等离子射频扁桃体全切除术，部分切除术在另一章节作单独介绍。

一、手术适应证

适用于所有传统术式的适应证。

二、术前准备

（1）全麻。

（2）5874号等离子射频刀。

（3）Davis开口器。

（4）备双极电凝止血设备。

三、手术方法

（1）经口或者经鼻气管插管全麻。

（2）患者仰卧，头正中后仰，术者坐于患者头前，Davis开口器暴露口咽部，显露需要切除的扁桃体。

（3）用Lucas钳或者扁桃体抓钳钳夹欲切除的一侧扁桃体，并用力向对侧牵拉，初步显露扁桃体的外边界。

（4）应用5874号等离子射频刀沿着舌腭弓黏膜切开，逐层缓慢进行切割，直至扁桃体的外侧被膜处，暴露扁桃体周围隙。切割的能量选择7~9挡，止血为3~5挡。切割过程中有小的渗血点及时止血。

（5）沿扁桃体周围隙与扁桃体之间进行切割，可以自上而下或者自下而上进行切割，术中注意调整钳夹的方向，以保证扁桃体周围隙清楚的显露。

（6）最后将扁桃体自下极处完整切下，检查扁桃体窝是否有扁桃体残留及出血，小的出血点应用等离子射频止血，较大的出血点应用双极电凝止血。

四、术中常见问题及处理

（一）扁桃体周围隙显示困难

扁桃体慢性炎症较重时会与周围组织有明显的黏连，从而导致界限不清。而清楚的显露扁桃体周围隙是完成手术的关键。术中应用等离子射频刀沿着舌腭弓黏膜切开后，要逐层缓慢进行切割直至扁桃体的外侧被膜处，不要过深而进入扁桃体的实质中，同时要注意调整扁桃体的牵拉方向，尽量使需要操作的部位的扁桃体外侧边界得到最大程度的暴露。之后沿着扁桃体外侧最凸起处开始切割，此处即为扁桃体与其周围间隙的交界处。

（二）术中出血

扁桃体的血液供应较丰富，主要集中于扁桃体被膜外和咽旁间隙中，术中出血的主要原因一是切割的速度快，二是切割的过深，严重者可误入至咽旁间隙，导致大血管甚至颈动脉的损伤，造成严重后果。因此，术中注意控制手术速度，刀头轻触需要切割的组织，逐层进行切割，保持层次及视野清晰，是预防出血的关键。一旦出血，小的渗血点用等离子刀即可止血，较大的血管出血，尤其在成人多见，可以增加双极电凝止血更为稳妥。

五、该术式优点

（1）出血少，损伤小。

（2）手术操作时间短，术后痛苦小。

（3）对于慢性炎症较重导致明显瘢痕黏连的患者该术式操作更为简单。

六、该术式缺点

（1）若操作不慎会误伤大血管导致严重后果。

（2）术后扁桃体窝白膜较厚，较传统术式恢复慢。

七、术后处理

术后处理主要注意饮食，预防感染，这些与常规扁桃体切除术相同。术后早期疼痛较传统术式减轻，后期相似，但术区的白膜较常规扁桃体切除术增厚，原因可能是等离子通过内生热效应造成组织一定的热损伤而导致胶原变性，变性的胶原形成薄层覆盖于扁桃体窝，成为保护层，从而减少了对周围组织的刺激，减轻疼痛。白膜一般于术后2~3周脱落。愈合后的表现与传统术式相似。

八、术后并发症

（一）出血

等离子术后迟发性出血与传统术式的比较各家报道不一，有人认为等离子手术迟发性出血少，有人认为较传统术式增加，原因是手术技能及经验不足、止血的稳妥性欠佳、术后感染和进食不当等，处理方法与常规术后出血相同。

（二）感染

尽管等离子手术术后创面的伪膜较厚，脱落时间也相对延长，但并未因此而导致感染的机会增加。

第三节　等离子射频辅助下的舌—腭咽成形术

上气道狭窄阻塞是阻塞性睡眠呼吸暂停低通气综合征（OSAHS）的主要原因。国内有学者将OSAHS阻塞部位分为4型：Ⅰ型：狭窄平面在鼻咽以上（鼻咽、鼻腔）；Ⅱ型：狭窄部位在口咽部（腭和扁桃体水平）；Ⅲ型：狭窄部位在下咽部（舌根、会厌水平）；Ⅳ型：以上部位均有狭窄或两个以上部位狭窄。可以看出咽部的阻塞在OSAHS成因中占有重要的地位。在过去的30多年中针对OSAHS咽部阻塞的检查及手术治疗手段和方法不断地发展和改进。但是，就目前的情况来看，术前咽部阻塞部位定位检查的不准确性与不真实性以及术后疗效低下与不稳定性仍是困惑临床医生的两大难题。

对于咽部存在阻塞的OSAHS患者进行定位研究时采用的仍然是正常人咽部的静态解剖学方法。Fujita等根据检查所见上气道阻塞的部位将OSAHS患者气道阻塞分为3种类型：

Ⅰ型为口咽阻塞（腭部异常，舌根正常）；Ⅱ型为口咽及下咽阻塞（腭和舌根均异常）；Ⅲ型为单纯下咽阻塞（舌根异常，腭部正常）。国内有学者将其分为狭窄部位在口咽部（腭和扁桃体水平）、在下咽部（舌根、会厌水平）及混合类三种类型。这两种分类方法都有一些共同的特点。

首先，制定分类标准的目的是试图通过这种分类解释所有OSAHS的成因。这在临床上很难进行操作。因OSAHS的成因的复杂程度远不是我们所见到的单纯某个解剖结构发生变化那么简单。如很少见到单纯某个狭窄部位引起的OSAHS（一些家族性遗传性发育除外）。OSAHS发病的始动因素在发病早期可能存在，但在后期就会引起相邻或相关结构的一系列连锁的人体自适应调节，从而发生一系列非生理性的结构和功能的变化。如鼻源性鼾症即是一个典型情况。此时尤其对于那些较重的病例就只能用多平面狭窄来解释了。

其次，分类中所用名词均为正常生理状态下的解剖名词，没有考虑在病理状态下各个解剖结构及位置的变化。因此，无论检查方法多么科学，也都不能有这些分类方法对真实睡眠状态下的咽腔狭窄情况进行描述。两种分类方法均认为在OSAHS患者中舌根仍为下咽的前壁，并将舌根肥大归类为引起下咽狭窄的原因，均未考虑体位变化后真实睡眠状态下肥厚的舌所在的位置，就更不能解释咽部所有的软组织坍陷时的阻塞程度和成因了。这两种分类方法均是沿用了解剖教科书对咽部的定义，而且从咽腔的管道内部进行观察的结构。Friedman则改变了思路，从外部口腔内观察了咽部的软组织结构在OSAHS患者中与正常人的不同。这是一个很大的进步。Friedman注意到了舌肥厚与OSAHS的关系，并进行了研究。1985年，麻醉医生Mallampati等提出以腭舌平面的相对位置作为气管内插管难易程度的重要预测因素。2002年，Friedman将此评估方法进行了改良用于OSAHS患者的分期评估。

Friedman临床分期系统：Friedman临床分期是指根据OSAHS患者舌位置（FTP）分级和BMI进行的临床分期。扁桃体分度：常规口咽检查状态下，未见扁桃体为0度；扁桃体肿大不超过腭咽弓为1度；扁桃体肿大在腭咽弓和腭舌弓之间为2度；扁桃体肿大越过腭舌弓接近中线为3度；扁桃体肿大超过中线为4度。舌位置分级：患者张大口，舌在自然放松状态下处于中线位，能看到整个腭垂和扁桃体或腭舌弓为Ⅰ级；能看到腭垂但无法看到扁桃体或腭舌弓为Ⅱ级；能看到软腭但无法看到腭垂为Ⅲ级；仅能看到硬腭为Ⅳ级。

Friedman的进步是注意到了舌在OSAHS成因中的作用，但只是单纯从外部进行了观察，并仍沿用了前人的一部分观点，过多地强调了舌根的重要性，并未对肥厚的舌体在其中的作用进行考虑。笔者近些年提出了在OSAHS患者的病理生理状态下咽部的解剖结构发生了变化，咽部的前壁已不仅仅是舌根，而是舌体的一部分也直接或间接通过软腭及腭垂参与了口咽部前壁的组成，并在睡眠状态下对OSAHS的形成起到了至关重要的作用。经过研究，张庆丰提出了CCT（舌等离子射频打孔消融术）对肥厚的舌进行整体"瘦身"，取得了临床上满意的效果。

第三，这两种分类只是注重了局部单个解剖结构的"个体化"，而无咽部局部的整体观。对于任何一种疾病，如果我们能够知道它的病因，采用有效的对因治疗的方式进行处置那将是最佳的治疗方式。但是对于OSAHS这种病因不清、病程不了解、涉及多种解剖结构且有多种软组织参与的慢性疾病而言，恐怕就只剩下"对症"治疗这种方式可以采用了。说OSAHS是种慢性疾病那是因为成人OSAHS不是出生以后就有的病，是在生长过程中出现的且逐渐加重的疾病，但是也有到了老年后症状缓解的病例。虽然我们还不清楚其发生发展的病程，目前我们还不清楚哪个解剖结构是始动因素，我们还无法进行"治本"；我们也不知道其他的结构随之发生了怎样的变化过程，但我们知道它们达到了什么程度，我们也很清楚我们要取得什么样的效果，因此，我们可以对其进行"治标"。更多时候我们不知其因果关系。我们可以看到的是口咽腔局部异常的解剖结构如扁桃体肥大、舌及咽侧壁肥厚及软腭、腭垂肥厚过长，至于是肥胖导致的肥厚还是长期打鼾引起的肥厚过长我们不得而知，但我们可以对其进行处理。因此，对于每个OSAHS患者而言要采用个体化的原则进行诊治，而对于其咽部则采用局部整体化的方案进行处理，而绝不是对某个解剖结构的"个体化"治疗。

只注重局部个体解剖结构的另一个弊端是在治疗中出现矛盾的或不想要的后果。就如同做鼻中隔偏曲矫正术时只矫正了鼻中隔而没有处理对侧下鼻甲一样，结果导致另一侧的鼻塞。咽部手术时也同样要注意每个解剖结构间的相互关系，不仅要了解术前各个解剖结构的位置关系，更要考虑到成形术后各个解剖结构位置的变化以及因此带来的影响。如前置的软腭势必会导致腭垂与舌之间位置的变化。

第四，这两种分类方法可能导致的另一个不良后果是致使OSAHS手术的"扩大化"。如果把咽部阻塞的原因归结为舌根而不涉及舌体，则可能采用围绕舌根及舌骨的一系列创伤较大且疗效不确定的手术。如果归结为腭部，那上下颌骨的手术就可能被扩大使用。当然，不是说这些手术不好，对于一些特殊畸形的病例仍是一些有效的手术治疗方法。但对于这种慢性疾病，虽然不知具体病程，医生仍然可以推测是软组织发生了改变还是骨架结构发生了异常。进行"对症治疗"或"治标"处理前要明确这个"症"及"标"是什么，这是手术医生应该思考的问题。

两种分类方法体现了医生们对OSAHS诊治的基本思想。过去的30多年时间里，对于OSAHS诊治方法的探索从未间断过。从试图通过一种检查方法或一种手术方式解决所有的问题，到提出多平面阻塞进行联合诊治的综合治疗方法，但到目前为止，还没有一种检查方法的精确性及一种治疗方法的有效性让所有人都认可或接受。这促使医生们不得不回过头来重新认识OSAHS这种疾病。在这个过程中研究最多也是问题最多的是咽部阻塞平面的诊断和治疗方式的演变。

1981年Fujita把日本Ikematsu在1964年首创的一个治疗鼾症的术式正式命名为腭垂腭咽成形术（UPPP），这个手术方式是专门设计用于治疗OSAHS的，目的是扩大腭咽水平的气道，减少咽壁的塌陷性。它通过缩短软腭、切断腭垂、去除咽侧壁和后壁多余的黏膜组织来缓解上气道的狭窄，改善症状。在20世纪80年代时，UPPP被大量地用来治疗OSAHS，因为那个时代UPPP是治疗OSAHS唯一有效的且可以免除气管切开的手术治疗方式。因此，UPPP在当时被寄予非常高的期望值。但是，在20世纪90年代时，多导睡眠监测仪（PSG）用于OSAHS的评估及研究。PSG对OSAHS患者的UPPP术后评估结果让医生们很是失望。因为术后的呼吸暂停低通气指数（AHI）改善很差，尽管UPPP可以减少鼾声，但是在治疗呼吸暂停方面并没有达到理想的预期。对于术前没有严格挑选的OSAHS患者的UPPP术后成功率仅约20%～25%。在适应证上进行了认真的筛选的患者组中其成功率虽然提高到了50%～60%，但这结果仍是不理想的。Fujita的UPPP推出后大量改良的UPPP产生了。无论是采取改变皮瓣方向还是引入现代的手术器械如激光等，其疗效仍无太大的改善。2007年Elshaug等关于外科治疗OSAHS的Meta分析文章中的数据分析显示，UPPP的成功率低而失败率高。这使得一些学者对OSAHS外科治疗的作用产生了否定的态度，甚至有人提出OSAHS的主要治疗方式中应剔除手术治疗。这促使耳鼻喉医生们不得不重新认识OSAHS。这时发现OSAHS上气道复杂病因远比原来想象的复杂。于是提出了多平面联合治疗的观点和方法。但对于咽部阻塞平面的治疗疗效并无改进。Friedman注意到舌根在OSAHS的成因中具有重要的作用，提出了FTP分级与Friedman临床分期。对于严格筛选的OSAHS患者，Friedman等对Ⅱ期与Ⅲ期OSAS患者进行单纯行UPPP术后随访6个月，Ⅱ期患者手术成功率为37.9%，而Ⅲ期的成功率仅为8.1%，加舌根组织射频消融术后Ⅱ期患者提高到了74.0%，Ⅲ期的成功率则达到了43.3%。总体成功率由40%提高到59.1%，使手术失败的患者明显减少。可见舌根在OSAHS成因中的作用大小。

一、手术适应证

适合于除颌面严重畸形以外的OSAHS患者；曾行咽部手术术后瘢痕狭窄黏连较重需再次行UPPP手术的OSAHS患者。

二、术前准备

（1）按照PSG或睡眠监测床垫及其他定位方法确定阻塞部位。

（2）局麻或全麻术前常规准备。

（3）美国Arthrocare公司的ENTec-CoblatorTM等离子手术系统治疗仪和一次性Re-flex4855或5874号刀头。

三、手术方法

（1）全麻经鼻插管下手术患者平卧仰头位，Davis开口器暴露口咽部。术者坐于患者头侧，戴头灯。

（2）全麻下根据术前及术中观察局部解剖情况确定软腭切除的范围。软腭的切除范围向外为前小柱切口最外侧方，内侧朝向腭垂的根部，向下距离软腭游离缘约5～10mm，对侧对称性切除。

（3）Reflex5874号刀（7挡切割，3挡止血）于腭垂两侧对称切开软腭口咽面黏膜，切除部分软腭组织。切除至扁桃体上极，用卢克氏钳或扁桃体抓持钳向内侧牵拉扁桃体，用

Reflex5874 号刀于扁桃体被膜外切除双侧扁桃体，对于扁桃体较小者可保留部分扁桃体。对于曾行扁桃体切除术的患者可以同时切除局部的瘢痕组织以便于成形。切除软腭前面的黏膜时保留大部分后柱及舌咽肌，使后部黏膜瓣略长于前部。于腭垂两侧呈倒 U 形切除软腭口咽面黏膜，消融腭帆间隙肥厚的脂肪组织。

（4）用 4-0 的慕斯线两侧对称地自扁桃体下极处缝合，将软腭鼻咽面黏膜尽量向前翻，与前面黏膜边对边缝合，以扩大鼻咽腔，前移软腭。缝合包括局部黏膜及肌肉组织以增加缝合强度防止术后缝线脱落。咽后壁的黏膜要预防损伤，这样可能导致局部去血管化，术后局部形成瘢痕或咽部闭锁。缝合一直到腭垂根部。

（5）如软腭紧张程度较高，咽部气道仍狭小，用 Reflex5874 号刀进一步自腭垂根部切开松解软腭。

（6）根据软腭局部情况缝合。此时评估腭垂与软腭及舌根的距离，用 Reflex5874 号刀切除部分腭垂黏膜，以缩短腭垂并增加与舌根的距离，不仅可以扩大了舌后气道的空间，而且减少了由于软腭前移导致的腭垂过长引发的咽部异物感及术后的局部的肿胀。

（7）成形后，软腭及腭垂的肥厚问题较为凸出者用 Reflex4855 号等离子刀头从软腭游离缘及腭垂根部向硬腭方向进行打孔消融，共打 3～5 孔，能量级 5 级，每孔消融时间 15 秒。

（8）舌等离子射频打孔消融术（CCT）。

根据局部整体的原则及个体化原则要充分考虑舌根及舌体肥大导致的软腭平面及舌根平面气道的狭窄，对于肥大的舌进行 CCT 治疗。

四、术中常见问题及处理

出血：对于大的出血有时需借助于双极电凝止血。

五、该术式优点

（1）出血少。
（2）可选择性地切割、消融或削薄肥厚的咽腔组织。
（3）操作简单。
（4）手术风险明显降低。
（5）患者术后痛苦减轻。

六、该术式缺点

对较粗的动脉性出血需借助双极电凝或缝扎止血。

七、术后处理

术后当日即可进流食，两周内进软食。术后6天拆线。抗生素预防感染3天。

八、术后并发症

术后迟发出血多在术后9~12天，由于伪膜脱落所致。

第四节　舌等离子射频打孔消融术

舌肥厚是鼾症及阻塞性睡眠呼吸暂停低通气综合征（OSAHS）睡眠时上气道阻塞的常见病因，也是单纯行腭垂腭咽成形术（UPPP）治疗OSAHS效果不佳的主要原因之一。临床上治疗OSAHS过程中对于舌的处理越来越受到重视。文献报道，舌根或喉咽平面的狭窄或阻塞约占OSAHS患者的50~80%。但保守的治疗方法如睡眠时使用舌托或口腔矫正器，或使用持续气道正压通气（CPAP）等使患者难以长时间耐受，且不能从根本上解决问题。舌的处理从保守过渡到以手术治疗为主。外科处理方式也在不断地发生着演变。在过去的30年中先后出现了几十种针对舌根肥厚或舌后坠的手术。包括舌根的减容手术与改变舌位置的张力手术。目的是为了扩大舌后气道间隙。围绕舌根的相关手术之所以不断发展变化一方面表明临床医生对其重视的程度，另一方面也说明在这些手术方式中还没有令医生和患者都比较满意的术式。

传统的以舌为中心的外科手术难度大且并发症多，不易为患者所接受，也使临床医生感到棘手。舌根等离子射频打孔消融术是近年来用于治疗舌根肥厚的一种微创技术。但仍同传统手术一样只是局限于舌根，未能考虑并给予处理舌体肥厚导致的气道阻塞。舌等离子射频打孔消融术（CCT）是在此基础上创立的一种能兼顾处理舌根肥厚和舌体肥厚的新技术。该术式不仅包含了舌根的射频打孔消融，而且将局限于舌根的手术扩展到了舌体。此技术产生的理论依据主要来自于舌体肥厚在OSAHS成因中的作用以及舌根射频治疗舌根肥厚的疗效。OSAHS中患者的舌肥厚不仅仅就是舌根的肥厚，还包括舌体的肥厚。鉴于舌体的肥厚对OSAHS的成因及预后的重要性，Friedman等人对舌体的肥厚提出了Friedman分型（FTP）用于指导手术和手术疗效的评估。Friedman Ⅲ度以上舌肥厚的OSAHS患者的舌后气道位置高于舌根平面。在舌后坠时肥厚的舌体是口咽气道狭窄的重要原因，甚至可导致腭平面气道的狭窄。而舌后坠又是OSAHS患者中常见的现象。Mueller检查显示，中度OSAHS中6.9%的患者存在舌根后坠，而在重度中为65.9%。因此，对于肥厚舌体的处理是解决舌后气道狭窄治疗中不可回避的问题。另一方面，文献报道对于舌根肥厚的射频减容术疗效满意。Friedman等报道单纯行UPPP的Friedman Ⅲ期的OSAS患者的成功率仅为8.1%，而结合舌根射频的UPPP的成功率则达到了43.3%。由此可以推断舌根射频在OSAS治疗中的作用大于30%。理论上支持CCT将舌根的手术扩展到了舌体，所以此种处理方式能够使手术的疗效得到进一步的提高。因此，正是以上这两点是我们近年创立了CCT术式治疗OSAHS患者的舌体及舌根肥厚的基础和依据。

目前，文献所报道的及我们所测量的都是舌基本正常的标本。所选标本未进行年龄、身高、胖瘦等个体特征的比较研究。通过测量尸舌而得出的解剖"绝对数据"虽然可以为等离子射频消融术治疗伴有舌体及舌根肥厚的OSAHS患者提供了参照数据，但是，这些解剖数据并不足以说明在OSAHS中舌体及舌根的肥厚情况下其血管和神经的主干的分布也是如此。个体差异和病变程度的不同导致在临床工作中不能正确评估舌下神经和舌动脉的具体位置。因此，这些数据不能直接用于临床。

我们在评估舌部主要血管及神经主干的分布规律时引入了比例的方法，用解剖结构比例的方法来对神经及血管的位置进行评估，希望能将这些解剖数据以比例的形式更好地应用到临床诊断和治疗中，为临床上对于舌肥厚、小颌畸形等解剖结构异常者的等离子射频消融手术提供更有参考价值的解剖数据；为这些手术前及术中评估舌重要神经及血管主干的分布提供依据。进而避免术中损伤舌动脉及舌下神经引发的一系列并发症，为舌根部手术及等离子射频消融术治疗提出了一个相对安全的范围。

从实验测量的结果可知，比较不同标本间舌动脉及舌下神经距中线的距离存在个体差异，表明不同患者舌动脉及舌下神经距舌中线的距离不同，简单地采取舌动脉及舌下神经距舌中线的距离平均数对临床指导意义不大。我们将舌动脉及舌下神经距中线的水平向及垂直向的距离与舌宽度及长度的比值进行相关分析，结果表明与舌的大小显著相关。比较舌动脉和舌下神经距舌中线的距离，表明舌动脉和舌下神经距中线的距离在不同层面间统计学上有显著性差异。

而不同标本间舌动脉及舌下神经主干在舌盲孔周围（本实验为前后10mm）距舌表面间的距离无统计学差异，不随其走行而改变，即舌动脉和舌下神经的垂直向分布比较恒定，无明显的个体差异。测得舌动脉和舌下神经距舌表面间的距离为20mm左右。这个结果对于指导临床手术是很有益处的。从安全的角度考虑，根据这个解剖数据可以认为在舌盲孔附近只要不超过"安全范围"就可以"随意进针"，这就为舌等离子射频消融术的不同进针方式提供了理论根据。同时，可以认为既然是可以"随意进针"，似乎可以不用考虑舌动脉和舌下神经主干在舌水平方向上的相对位置。但是，从等离子射频消融手术疗效的角度考虑，这种观点往往导致手术的"不彻底"。因为OSAHS患者的舌体及舌根的肥厚不仅仅是结缔组织的增多，而是舌肌组织增生。如果仅根据这样正常的"绝对解剖数据"对所有病理状态下的舌进行手术，由于不了解舌局部解剖的特点，在手术中无个体比例的理念，其结果要么出现并发症，要么是手术不充分，不能达到理想的射频消融效果。

进行舌等离子射频消融术不仅要了解相对安全的范围，还要考虑满意的疗效，二者一直是临床医生所追求的目标。根据基础研究，结合国内外的各种资料的报道，我们得出体会如下：

（1）通过解剖学研究结果，我们认为，只要避开重要的神经血管，可以在舌的任何部位、任何方向上进行消融。

（2）在了解舌的正常解剖数据的前提下，在应用中一定要有比例概念的引入，这样可以准确掌握舌肥厚的消融深度和范围，避免并发症的发生；同时，消融时要超越"正常（尸舌）"的解剖数据，有效地进行消融，取得良好的效果。

（3）我们主张注重手术的个体化。采用不同的进针方式对于舌体及舌根的消融效果很重要。根据每个患者舌肥厚的程度和部位采用不同的射频方式，这样可以提高手术的疗效。

以舌盲孔、舌盲孔前10mm和舌盲孔后10mm及舌根与会厌谷黏膜分界处为标志，观测舌动脉及舌下神经主干与舌中线及舌表面的距离。在标本上找出舌盲孔、舌尖、会厌软骨，在切片上找出舌下神经、舌中隔、舌侧缘，用记号笔作标记，经直尺测量全舌长、舌体长、舌宽，以计算机图像处理与测量系统测量舌下神经至舌中线的距离及到舌表面的距离，及两侧缘间的距离。测量3次，取其平均值。计算舌动脉及舌下神经水平向距中线的距离与舌宽度以及舌长度的比值。

两侧舌动脉及舌下神经呈对称性分布，主干在舌盲孔前后10mm范围内，其垂直向解剖走行基本恒定。舌根处舌下神经和舌动脉相距较近。舌动脉愈靠近舌前部则愈接近中线。

一、手术适应证

（1）伴有舌根及舌体肥厚的OSAHS患者的舌及舌体的治疗。

（2）垂体瘤等疾病导致的舌及舌体肥厚的治疗。

二、术前准备

（1）按照Friedman舌分类标准确定舌肥厚的程度，可行舌MRI扫描。

（2）局麻或全麻术前常规准备。

（3）美国Arthrocare公司的ENTec–Coblator™等离子手术系统治疗仪和一次性Re-flex4855刀头。

三、手术方法

（1）局麻患者端坐位，用手将舌固定于口外；全麻患者平卧仰头位，开口器暴露口咽部后，用舌钳或舌尖部缝线将舌牵出于口外。

（2）局麻者先用1%丁卡因喷口咽部，用1%利多卡因于拟行手术点进行局部浸润麻醉。

（3）全麻者经鼻插管全麻仰卧位下手术。行等离子射频辅助下的腭垂腭咽成形术（UPPP）后，用舌尖缝合线将舌拉出口外固定。

（4）术中定位舌下动脉与舌下神经位置及舌等离子射频打孔消融的相对安全区时采用比例的"舌三分法"，即在肥大的舌表面划出两条纵向线，将舌表面分成近似的三等份。

两条纵向线所在的位置即为舌下神经与血管束的舌表面解剖投影区，两条线以外的舌区域为CCT的安全区。距离舌表面1.5cm以内。

（5）手术中视舌大小而采取不同的进针针数：Ⅲ度肥大大多行7针，Ⅳ度肥大为9针。

主要选择在舌盲孔前后10mm及距舌尖25mm处。将舌横径分为3份，中央1/3处及外1/3为可选择的进针点。中间与外周1/3交点处最危险。用Reflex4855刀头蘸生理盐水后，置于舌根部治疗点，使等离子刀进入黏膜下，然后在黏膜下向后下潜行小于1.5cm，进针间距为大于1cm。作用点相隔不小于1.0cm。

（6）进针方式分为舌中线处的垂直于舌表面的垂直进针，在舌侧缘的平行斜向进针。

（7）使用Arthrocare　　Reflex　Ultra4855刀头，5挡消融，4挡止血，每点消融时间约15秒左右。

（8）按照改良Friedman将舌肥厚分为Ⅰ～Ⅳ度。对于Ⅰ～Ⅱ度肥厚者采用垂直进针方式进行打孔，而对于Ⅲ～Ⅳ度肥厚的病例采用垂直及平行于舌背的消融方式，对舌体侧缘肥厚的病例可加舌体侧缘斜形消融方式。

（9）低温等离子射频在猪舌消融中的组织病理学研究表明：5挡15秒的消融效果远比其他挡位、时间消融效果好。每孔消融范围是以针孔为圆心5mm为半径的圆柱形区域。

四、术中常见问题及处理

出血：小的局部黏膜出血可以通过局部压迫及等离子射频的凝血功能多可以解决。术中按"舌三分法"进针消融多可以避免损伤舌动脉的主干。对于大的出血多是由于伤及较大的血管分支，可采用缝扎等方式止血。

五、该术式优点

（1）操作简单，可将手术一期完成。
（2）可以重复治疗。
（3）将局限于舌根的手术扩展至舌体。
（4）微创、安全。

六、该术式缺点

远期疗效有待于进一步观察和研究。

七、术后处理

术后1～2小时可进流食。术后24小时用含漱液漱口，可给予肌内注射或口服抗生素3～4天，预防感染。

八、术后并发症

（一）血肿

术中按"舌三分法"进针消融多可以避免损伤舌动脉的主干。故术后出现血肿的可能性不大。

（二）舌瘫

只要按"舌三分法"进针消融多可以避免损伤舌下血管神经束，故不应出现。

第五节　等离子射频舌扁桃体肥大消融术

舌扁桃体是指位于舌根的淋巴组织集团，是咽内淋巴环的一部分，呈颗粒状或者团状聚积于舌根部，其前界为舌根的轮廓乳头，后为会厌，中央有会厌韧带。舌扁桃体周围及底部有一层纤维组织与舌体相隔，但无明显的被膜。舌扁桃体的形状和大小变异很大，舌扁桃体组织学特点与腭扁桃体相似，表面被覆复层鳞状上皮，有隐窝状凹陷。鳞状上皮下方有密集的淋巴组织，内含淋巴滤泡。淋巴样滤泡被纤维组织分隔成灶状，并与周围的纤维组织、脂肪组织、浆液黏液腺和骨骼肌纤维融合，许多这种滤泡组织构成了舌扁桃体。

一、病因

（1）慢性鼻炎、鼻旁窦炎等所致的鼻腔环境改变及分泌物流至后鼻孔对舌根部淋巴组织的刺激。

（2）腭扁桃体摘除术后可出现舌扁桃体代偿性增生。

（3）反复发作的慢性舌扁桃体炎。

（4）反流性食管炎患者的食物反流刺激，长期吸烟、饮酒及不良气体刺激。

二、临床分度

按电子喉镜下舌根淋巴组织与会厌的关系将舌扁桃体肥大分为三度

（一）Ⅰ度

舌根淋巴组织充满会厌谷1/2以内。

（二）Ⅱ度

舌根淋巴组织充满会厌谷1/2～3/4或会厌谷仅存裂隙。

（三）Ⅲ度

舌根淋巴组织充满会厌谷并将会厌向后推移，超出会厌冠状面。

三、临床表现

舌扁桃体肥大主要的临床症状有咽痛、咽部异物感、刺激性干咳及灼热感，过度肥大的舌扁桃体导致恶心、呕吐、睡眠打鼾或短时憋气，甚至出现发声改变（含球音）、咽下困难、进食梗阻、呼吸困难等。

四、临床治疗

舌扁桃体肥大的治疗以手术治疗为主，手术术式的演变从传统术式到激光和微波手术，再发展到目前的等离子射频手术。传统的舌扁桃体切除术是用铲刀铲除、圈套器或长弯剪刀实施手术等。此类术式操作复杂，手术创伤大，易发生术中出血及术后继发性出血，术后容易出现舌根水肿导致气道阻塞，因而风险较高，目前基本已经废除了该类手术方式。激光手术包括应用半导体激光、Nd-YAG激光、CO_2激光进行手术。它们具体术式基本相同，均是在局麻或全麻下将光纤维置入可弯曲的导管中，由肥大的舌扁桃体表面间断汽化并逐渐插入，由前向后形成隧道，在隧道中前后移动光纤，间断汽化并凝固舌扁桃体组织，以舌扁桃体表面黏膜微微变白为标准，根据舌扁桃体增生情况进行多点凝固。其作用的机制为激光的热反应产生的局部组织效应，包括汽化、热凝固、切割和穿孔等一系列热效应。此种术式优点在于：

（1）在可弯曲光纤引导下，操作定位准确。

（2）组织热凝固同时封闭小血管和神经末梢，使术野清晰，达到均匀减容而不损伤舌扁桃体表面的黏膜。

（3）治疗时间短，可以在门诊进行。

缺点在于：

（1）局麻要充分，否则手术刺激迷走神经而引起不良反应。部分患者局麻无法配合需转为全麻手术。

（2）如舌扁桃体过度肥大，需要分次手术，防止咽腔水肿引起呼吸困难。

（3）因舌扁桃体部位深在，若暴露欠佳，手术可能损伤会厌谷。

（4）该部位血管神经位置表浅，过度的汽化及热凝固可造成舌体和神经血管的损伤。

微波治疗的手术过程是黏膜麻醉后，间接喉镜下暴露舌根部，将微波辐射部贴紧或插入舌扁桃体进行热凝治疗，至局部组织凝固变白为止，根据舌扁桃体增生情况可进行多点凝固。其不同于激光在于激光是通过热传导形式使组织生热，属于外部加热，而微波是以生物组织本身作为热源的内部加热，是组织从里到外瞬间凝固，同时加热部位均匀，止血效果好，术中无炭化及烟雾形成。

其优点在于：

（1）在同一辐射场中组织的损伤几乎是一致的，治疗区域边界清楚，深浅一致。

（2）不同于激光，术中无炭化、烟雾形成。

（3）术后反应较轻，损伤愈合快。

（4）设备简单，费用低，可在门诊进行。

缺点：

（1）局麻要充分，否则手术刺激迷走神经而引起不良反应。

（2）如舌扁桃体过度肥大，需要分次手术，防止咽腔水肿引起呼吸困难。

（3）部分患者舌根明显肥大，与会厌间距狭窄，术中无法暴露舌扁桃体。

（4）局部组织温度达到100℃，会损伤舌表面黏膜。

综上所述，传统术式出血多，术野不清晰，术后并发症严重，而激光及微波均经能量转换，使局部组织达到一定温度，导致局部组织坏死，以达到切除目的。但因其产生热能过大，周围组织副损伤大，部分引起术后痂下感染等症状，导致病程延长。从1998年开始，国外已经开始研究应用低温等离子射频技术治疗舌根肥大，从而解决由于舌根肥大引起的睡眠呼吸紊乱问题。同时发现许多患者舌根部淋巴组织增生明显，并应用低温等离子切除肥大的舌根淋巴组织，经过术后随访已经证实其安全性及有效性。

目前应用等离子射频治疗舌扁桃体肥大有两种术式，一种是在局麻下应用4855号等离子射频刀完成手术，另一种是在全麻下应用5874号等离子射频刀完成手术，两种术式各有利弊，需要临床医生在实践中根据医院条件和手术经验选择应用，下面分别加以介绍。

一、全麻下等离子射频舌扁桃体切除术

（一）手术适应证

舌扁桃体肥大或反复发作的慢性舌扁桃体炎导致患者有咽部异物感或睡眠打鼾、呼吸暂停等症状。

（二）术前准备

（1）全麻。

（2）5874号等离子射频刀。

（3）Davis开口器或者多方位开口器。

（4）30°鼻内镜。

（三）手术方法

（1）经口或经鼻气管插管全麻，经鼻气管插管更有利于暴露术野。

（2）Davis开口器或者多方位开口器暴露舌根，显露需要切除的舌扁桃体，可以根据

每个患者的舌体长短不同来选择应用不同长短的压舌板，如果没有足够长的压舌板，可以借助于舌钳先钳夹舌尖正中将舌体前部牵拉至口外，使舌根前移，之后再应用合适的压舌板暴露舌根则相对更容易。

（3）30°鼻内镜作为光源，应用5874号等离子射频刀，自肥大的舌扁桃体表面由浅入深进行消融，将需要切除的舌扁桃体组织逐层消融打碎吸走，直至达到与舌体表面接近的平面为止。术中注意不要误伤与舌扁桃体下方相邻的会厌，向前不要误伤舌乳头，位于舌根部正中会厌谷处的肥大舌扁桃体是最容易残留的病变，要仔细暴露，必要时要及时调整压舌板的深度和方向使更利于术野显露。切除深度达到与舌体表面接近的平面即可，避免过深增加出血和副损伤的机会。术中有小的渗血点及时应用等离子刀止血。手术过程中切割的能量选择7~9挡，止血为3~5挡。

（四）术中常见问题及处理

1.舌扁桃体暴露困难

手术成功的关键在于舌扁桃体良好的暴露，最好选择经鼻气管插管，防止麻醉插管阻碍操作。可以应用Davis开口器或者多方位开口器暴露舌根，显露需要切除的舌扁桃体。应配备不同长短的压舌板，根据每个患者的舌体长短不同来调整应用不同长短的压舌板。如果压舌板短，则舌根不能很好地显露，若压舌板过长，则会遮挡需要切除的舌根扁桃体。另外，在暴露舌根时还要考虑到患者全麻后会有不同程度的舌后坠，有时需要借助于舌钳先将舌体前部牵拉至口外，使舌根前移，之后再应用合适的压舌板暴露舌根则相对更容易。

2.切除范围及深度的掌握

切除范围应该前至舌乳头后方，后至会厌谷。会厌谷处的舌扁桃体因暴露困难是较易残留的部位，故术中应格外注意该位置的舌扁桃体的切除。切除深度达到与舌体表面接近的平面即可，如果过浅，则残留的较多，术后症状改善可能不理想，若切割过深，则可能到达舌肌或其深部，出血的概率明显增加，同时也增加了对舌肌的副损伤。

3.术中出血

舌扁桃体本身血液供应并不丰富，只要正确掌握等离子刀的使用方法，切除深度不要过深，一般很少会出现大量出血。术中操作注意等离子刀头不要紧贴舌扁桃体组织，两者之间要留有一定缝隙，这样才能充分发挥等离子刀的边切割边止血的效应而减少出血。另外，切割的速度不要过快，逐层缓慢消融需要切除的舌扁桃体，保持视野清晰，则很少有较大血管的损伤或者明显的出血，即使出血绝大多数也为渗血，应用等离子刀即可止血，少数较明显的出血需要应用双极电凝止血。

4.误伤会厌及舌乳头

因肥大的舌扁桃体常常与会厌相贴，并增生达到会厌谷，故术中如果不慎有时会误伤会厌舌面及会厌缘的黏膜。为尽量减少会厌的误伤，术中注意等离子刀头的作用方向尽量朝向舌扁桃体的方向。另外，注意仔细辨别舌乳头，不要把舌乳头当做肥大的舌扁桃体而误伤或者进行错误的切割。

（五）该术式优点

（1）出血少，损伤小。

（2）术后水肿轻微，并发症少。

（3）术中即时消融了肥大的舌扁桃体，术后短期内症状即可得到明显改善。

（六）该术式缺点

（1）需要全麻下手术。

（2）如果术中舌扁桃体暴露得不充分，则会有部分舌扁桃体残留。

（七）术后处理

术后处理主要注意饮食，与常规扁桃体切除术相同，术区的白膜需要4~6周完全脱落。

（八）术后并发症

1.出血

只要术中彻底止血，则术后原发性和继发性出血较少见，少许出血可以观察，出血量若较多，则需再次全麻下应用等离子刀或者双极电凝止血治疗。

2.水肿

术后舌根术区的水肿很轻微，水肿部位主要位于会厌舌面，是因为会厌的副损伤而致，可以应用地塞米松或者甲泼尼龙静脉点滴2~3天减轻水肿。

3.味觉改变

少数患者术后有短时间的味觉改变，可能与术中压舌板压迫舌乳头或者舌乳头的副损伤有关。

4.舌尖麻木

若舌体前部被压迫于牙齿和压舌板之间的时间较长，则舌体前部的血液循环在一定程度上受阻，导致术后出现舌尖麻木，多于术后1周之内消失而不需特殊处理。术中如果操作时间较长，可以中途放松开口器的张开度，缓解压力，促进舌尖的血液循环。

二、局麻下等离子射频舌扁桃体切除术

（一）手术适应证

舌扁桃体肥大导致患者有咽部异物感或睡眠打鼾、呼吸暂停等阻塞症状。

（二）术前准备

（1）丁卡因表面麻醉后应用1%利多卡因局麻。

（2）4855号等离子射频刀。

（3）间接喉镜。

（三）手术步骤

（1）应用1%丁卡因咽部表面麻醉后再用1%利多卡因0.5～lml行舌根浸润麻醉。

（2）患者张口，自行将舌体拉出。

（3）应用间接喉镜暴露需要切除的舌根扁桃体。

（4）应用4855号等离子射频刀行舌扁桃体打孔消融将等离子刀于前后呈弧形方向插入至舌扁桃体中，左右侧各2～3道，各条打孔道并行，每道间隔距离大于0.5cm，每条打孔长度约1.5～2.0cm，距离舌表面的深度约0.5～0.8cm。能量用4～5挡，每点治疗时间持续10秒。

（四）术中常见问题及处理

1.舌扁桃体暴露困难

因为此种手术是在表麻加局麻下完成，需要患者很好的配合才能完成手术，与全麻手术相同，舌扁桃体的充分暴露是完成手术的关键。舌扁桃体暴露困难常见于以下两种情况：

（1）肥胖、颈短、舌根高者。

（2）咽反射敏感者，因麻醉不充分患者不能配合，故手术较难顺利完成。

所以此种手术方式要选择合适的适应证，避开以上舌扁桃体暴露困难的情况。

2.消融范围及深度的掌握

消融范围的大小应该根据术前检查舌扁桃体肥大的部位而决定。如果舌根正中及两侧均可见增生的舌扁桃体，则打孔消融的孔道可以增加。如果仅为正中或者两侧增生，则可以适当减少消融的孔道。另外，打孔深度不要距离舌表面太深，一般而言，不超过舌表面下方1.5～2.0cm，则很少会伤及较大的血管导致出血。每条孔道的距离最好大于0.5cm，因为目前研究等离子的作用半径为0.5cm，如果距离过近，则等离子的效应可以叠加，可能导致作用局部组织的不必要的坏死。

3.术中出血

术中只要能良好的暴露舌扁桃体，注意操作的深度，很少会有出血，手术结束时只是在舌表面遗留一个白色进刀点。

（五）该术式优点

（1）出血少，损伤小。

（2）术后反应轻，恢复快，痛苦小，并发症少。

（3）在将舌根减容的同时保护了黏膜感受器。

（4）可以在门诊进行，且可重复操作。

（六）该术式缺点

（1）对于肥胖且舌根暴露不好或者咽反射敏感配合不佳的患者不适合应用该术式。

（2）即时消融效果及消融范围不如全麻应用5874号刀头的切割消融，有时需要多次重复治疗。

（3）对于有反复的舌扁桃体炎患者不宜应用此种治疗方法。

（七）术后处理

（1）术后舌根水肿轻微，持续约2~5天逐渐消退，不需特殊处理。注意观察有无出血。

（2）呼吸困难或者感染：术后3小时即可进软食，疼痛很轻，进刀点的点状溃疡10天内多可消失；若有呼吸困难，多为水肿或者出血所致，需密切观察病情变化，必要时于手术室行手术探查。

（八）术后并发症

1.出血

只要术中注意掌控好进刀的深度，避开大血管，很少有出血。

2.舌根脓肿

此种并发症的发生可能与术区出血、感染、消融治疗时间长有关，若避开以上因素，此种并发症可以避免。

第六节　等离子射频辅助茎突过长手术治疗

茎突为颞骨一部分，由胚胎第二鳃弓的后部上下两骨化中心发育而来。有茎突舌肌、茎突舌骨肌、茎突咽肌、茎突舌骨韧带和茎突下颌韧带等附着。茎突下端介于颈内、外动脉之间，附近有舌咽神经、三叉神经、副神经、迷走神经、舌下神经及交感神经等。茎突可因本身发育或茎突舌骨韧带钙化而生长，接触压迫血管、神经，引起血管、神经分布区任何部位疼痛或其他异常感觉。

茎突综合征首次报道于1937年，又称Eagle综合征，是因茎突过长或其方位、形态的异常，导致刺激邻近血管、神经所引起的咽部异物感、咽痛及反射性耳痛、头颈痛和涎液增多等症状的总称。国人茎突平均长2.5cm，通常将2.5~3.0cm作为X线照片的正常长度范围。

一、病因

茎突综合征发病机制还不明确，研究发现该病与先天因素（遗传和胚胎发育），后天因素（颈部手术、外伤、异常的钙磷代谢和风湿性疾病）有密切关系，另外还与长期刺激导致退行性变、心理因素等多种因素有关。先天性因素：在胚胎发育过程中，第二鳃弓的Reichert软骨背侧（将发育成茎突的部分）发育延长的同时，其末端出现不同程度的弯曲，相对于咽侧壁形成不同的角度，对咽侧壁、周围神经血管造成刺激而引起茎突综合征的症状。另外Eagle报道该病有遗传的趋势。后天性因素：Eagle在1948年就开始报道扁桃体切除术后引起茎突综合征，之后陆续有同类报道。他认为扁桃体切除术引起的茎突综合征主要是术后瘢痕刺激脑神经而引起。颈部外伤也是公认的病因之一。McCorkell报道颈部钝性外伤后引起茎突综合征的症状。异常的钙磷代谢也可引起茎突过长，特别是在非骨性软组织中的钙化对引起茎突伸长起到重要作用。在晚期肾病患者中钙、磷和维生素D代谢异常，刺激甲状旁腺，增加了甲状旁腺激素合成和释放。甲状旁腺功能亢进导致的骨骼紊乱表现出肾性骨病的特点。再者，透析会引起钙磷代谢的异常，一项研究表明：异位钙化的程度随透析时间延长而增长。

二、临床表现

茎突综合征的临床表现多样，主要症状是咽喉不适、疼痛，可放射到耳部，颈痛、耳痛、头痛、肩背胸痛、上肢痛及咳嗽。尤其在吞咽时有明显的异物感。还有文献报道可引起吞咽痛、梗阻感、舌根痛、牙龈痛、软腭痛、舌麻木、眶周痛、耳鸣、气促、转颈痛等，甚至扭曲颈部可引起暂时性失明和失语。由于茎突尖端大部位于扁桃体的中、下部，故触诊时应重点注意扁桃体窝的中、下处。若引起疼痛或相关症状加重，在局部注射1%利多卡因2ml后，症状暂时消失，则是诊断茎突综合征的有力证据。但不是所有的过长、方位异常、形态异常的茎突都引起咽部的异常感觉，相当一部分的茎突过长、方位异常、形态异常者都没有任何感觉。人群中存在茎突过长者约占4%，而引起临床症状的仅占这部分人的4.0%～10.3%。我们认为，在所有诱发茎突综合征的原因中，茎突过长是最主要的因素。因为过长的茎突势必更易激惹这些邻近肌肉、韧带、神经等结构，尤其是使邻近的颈动脉受压或牵拉，而颈动脉窦即有迷走神经及舌咽神经的分布。截短茎突后即可消除这种刺激，故茎突截短术治疗茎突综合征的疗效是确切的。

三、临床治疗

手术是茎突综合征确诊后主要的治疗方法，包括经口入路茎突截短术和颈外颌下入路茎突截短术。常规的口内入路方法是先作扁桃体剥离术，然后在扁桃体窝内用手指扣及茎突，并在手指的引导下用上颌窦刮匙套住茎突的尖端并向根部方向推进，用尖刀切开茎突表面附着组织，并切开骨膜，用剥离子向上剥离，直达茎突根部，用豁口钳尽可能地在根部将茎突截短。此方法的缺点是：

（1）需先摘除扁桃体，出血较多，且扁桃体作为一个免疫器官不可轻易摘除。

（2）扁桃体切除术后疼痛明显，可发生迟发性出血等并发症。

（3）术后对吞咽和进食的影响较大。

（4）术后扁桃体窝黏膜瘢痕挛缩可能使症状加重。

（5）手术易损伤和感染深部组织。

对于茎突方向偏外，茎突虽长但较细，扁桃体窝无法触及茎突尖，或茎突舌骨韧带骨化，这些情况从口内截短茎突困难或不能截短足够长的茎突（至少1cm长），可考虑颈外入路。颈外颌下入路茎突截短术缺点是：

（1）颈部出现瘢痕影响美观。

（2）颈外入路容易造成起自于颈外动脉后壁的枕动脉以及起自于颈外动脉起始部内侧壁的咽升动脉的损伤。

（3）术中因暴露的需要而牵拉腮腺、颈部神经、动静脉可能造成这些组织结构的损伤，出现出血、腮腺瘘和面瘫等并发症。

颈外入路的优点是：

（1）视野相对开阔、清晰，可充分暴露茎突及其周围结构，特别是与茎突关系甚为密切的颈外动脉及分成上颌动脉和颞浅动脉的分叉部，寻找茎突准确，不易损伤周围组织。

（2）可切除足够长的茎突，减少症状复发。

（3）出血少，止血方便。

（4）消毒彻底，可避免经口手术所致细菌感染，并且不会影响吞咽、进食及发声。

随着低温等离子技术的发展，以其微创、损伤小、出血少等优势被越来越多的应用于咽喉部手术。与传统的激光治疗高达150℃的温度相比，很大程度上减轻组织的损伤和患者的痛苦；且手术时间短，恢复快。我们将低温等离子射频技术应用于经口入路治疗茎突综合征，该术式不需切除扁桃体，较传统手术方式更具优点，现介绍如下。

四、手术适应证

适用于扁桃体窝能触及过长茎突，X线照片确诊为茎突过长，有临床症状的患者。

（1）扁桃体切除术后的患者，直接从舌腭弓切开至茎突尖端。

（2）扁桃体Ⅰ度或者Ⅱ度肥大的患者，可从扁桃体表面"打孔"至茎突末端。

（3）扁桃体Ⅲ度肥大的患者，可能存在慢性扁桃体炎和（或）鼾症的情况，建议先行扁桃体切除，查看临床症状有无改善；或一并切除扁桃体，再截短茎突。

五、术前准备

（1）诊断标准

①具有咽异物感、耳下部痛、下颌角后部痛、颈痛、咽痛、半面痛、咳嗽等临床症状

之一。

②X线正位照片，茎突长度≥3.0cm。

③扁桃体区触痛，或能摸到茎突尖。

④扁桃体窝周围用1%利多卡因封闭，能暂时消除或减轻症状。

符合其中3条，则诊断为茎突综合征。

（2）详细询问病史、体格检查与咽喉部疾病相鉴别。

（3）完善相关检查：茎突CT三维重建技术对茎突过长的全貌显示较佳，它既能显示茎突本身，又能显示茎突舌骨韧带骨化，利用多平面、多角度旋转技术还可清楚地观察茎突过长的立体解剖及其与邻近的关系，并可直接精确地测量茎突的实际长度和角度，从而有利于临床手术方案的制定及手术入路的选择。

（4）做好术前交代，告知可能的风险及并发症；术前4小时禁食水；术前半小时给予抗生素预防感染。

六、手术方法

（一）体位

患者取平卧位，全麻插管成功后，头后仰，用Davis开口器撑开口腔，充分暴露口咽部。

（二）分离茎突

先触诊扁桃体窝，确定茎突的位置及方向（多位于扁桃体窝之后外侧部），以左侧为例，用左手示指固定在茎突末端作为指示，右手用5874号低温等离子刀，在扪及茎突尖的扁桃体表面"打孔"或从舌腭弓"打孔"，孔的大小与等离子刀头相当，一般采用7挡，向茎突尖端方向逐层消融，边消融边触摸，到达茎突尖后，用小号筛窦刮匙从末端套入，向茎突根部推压，贴茎突骨质，钝性分离附着的韧带和肌肉，尽可能多地显露茎突。

（三）切除茎突

左手固定筛窦刮匙，右手取持针器，将茎突从近根部折断，取出游离的茎突尖。

（四）处理伤口

彻底止血，创面缝合一针。伤口下端可开放，以利于引流，防止术腔形成血肿。

七、术中常见问题及处理

触诊时用力大和（或）分离茎突时，未沿着茎突走行方向，造成在截断茎突前，茎突末端被折断，断端游离。处理：寻找游离的茎突，必要时扩大切口。

八、该术式优点

茎突综合征手术治疗应该遵循的原则是：

（1）尽可能地截短茎突。

（2）减少对周围组织的损伤，以减少术后疼痛及瘢痕形成。

（3）术中操作轻柔，以减轻炎性水肿反应。

经口入路低温等离子射频辅助手术具有以下优点：能充分显露并有利于截短茎突；对周围组织的损伤少；保留了腭扁桃体的免疫等生理功能；手术时间短；术中出血量少；术后疼痛轻。常规的口内入路切除扁桃体后截短茎突，术后患者咽部的扁桃体窝周围为瘢痕组织，易再次引起患者的咽部异物不适感。传统术式不管有无扁桃体切除适应证，一律先行摘除，显然不适宜。扁桃体切除可发生出血等并发症，严重者甚至危及生命，并且可引起深部组织感染。低温等离子手术切割止血都是用同一把刀头完成，节省了术中止血时间。低温等离子手术术中出血明显少，考虑与手术时间、创面面积大小及低温等离子手术止血效果等有关。传统手术术中对扁桃体的牵拉、周围肌群的损伤及肌肉纤维和环绕扁桃体床的神经末梢的暴露均导致术后疼痛明显。由于等离子手术环境温度低，是组织等离子气化，而不是高温凝固坏死，因此手术创伤小；术中不断地生理盐水冲洗，进一步减少对周围组织的热损伤，使术后患者的疼痛明显减轻。该术式截短茎突颈部无瘢痕，不影响美容；手术操作直接、方便，损伤小；术中不损伤腮腺及颌下腺，不易损伤面神经。

经口入路低温等离子射频辅助手术治疗茎突综合征具有术中出血少、手术时间短及术后疼痛轻等优势，手术简单方便，视野清楚，操作安全，且保留了扁桃体的形态和功能，减少了术后咽旁间隙感染的机会，降低了术后迟发性出血等并发症，符合现代医学微创理念。

参考文献

[1]王宝东.头颈外科操作并发症及防治[M].长春：吉林科学技术出版社,2007.

[2]杨桦，黄德亮.实用耳鼻咽喉·头颈外科临床治疗学[M].郑州：郑州大学出版社,2012.

[3]王亮，娄卫华，叶放蕾.实用耳鼻咽喉头颈外科诊断与治疗学[M].郑州：郑州大学出版社,2015.

[4]邱蔚六.口腔颌面头颈外科手术学[M].合肥：安徽科学技术出版社,2014.

[5]王亮.实用耳鼻咽喉头颈外科急诊学[M].郑州：郑州大学出版社,2016.

[6]张继华.耳鼻咽喉头颈外科常见疾病综合诊疗[M].长春：吉林科学技术出版社,2016.

[7]华清泉，许昱.耳鼻咽喉–头颈外科急诊诊断与处理[M].北京：人民军医出版社,2014.

[8]王天铎.王天铎头颈外科手术学[M].济南：山东科学技术出版社,2011.

[9]张东升，王强修，张世周.现代头颈肿瘤病理与临床[M].北京：中国医药科技出版社,2010.

[10]杨宝琦，（瑞典）马丁·艾尼柯.头颈肿瘤学及手术修复[M].天津：天津科技翻译出版有限公司,2013.

[11]王柏群，王小农，王建忠.外科学[M].北京：中国医药科技出版社,2014.

[12]向光大.临床甲状腺病学[M].北京：人民卫生出版社,2013.

[13]张贵虎，袁海胜，杨雷.外科学[M].长春：吉林大学出版社,2014.

[14]宁博.现代耳鼻咽喉头颈外科学[M].北京/西安：世界图书出版公司,2013.

[15]韦桂黔.外科学[M].西安：第四军医大学出版社,2014.

[16]李大庆主译.Ballenger耳鼻咽喉头颈外科学第17版[M].北京：人民卫生出版社,2012.

[17]中国人民解放军总后勤部卫生部.耳鼻咽喉–头颈外科手术学（第2版）[M].北京：人民军医出版社.2005.

[18]孔维佳，周梁.耳鼻咽喉头颈外科学第3版[M].北京：人民卫生出版社,2015.